FORSCHUNGSBERICHTE DES LANDES NORDRHEIN-WESTFALEN

Herausgegeben
im Auftrage des Ministerpräsidenten Dr. Franz Meyers
von Staatssekretär Professor Dr. h.c. Dr. E.h. Leo Brandt

DK 617.7
617.75.001.7

Nr. 1040

Dr. med. Ursula Dix

Augenklinik der Medizinischen Akademie Düsseldorf

Direktor: Prof. Dr. E. Custodis

Zur Frage der medikamentösen Verbesserung des nächtlichen Sehens

Als Manuskript gedruckt

WESTDEUTSCHER VERLAG / KÖLN UND OPLADEN

1962

ISBN 978-3-663-04160-3   ISBN 978-3-663-05606-5 (eBook)
DOI 10.1007/978-3-663-05606-5

Gliederung

                                                                    Seite

Einleitung   5

I. Die Anpassungsvorgänge in der Netzhaut   7

II. Die Möglichkeiten und Grenzen der Adaptometrie   9

III. Gegenüberstellung
einiger in der Literatur veröffentlichter positiver
und negativer Untersuchungsergebnisse bei dem Versuch
der medikamentösen Beeinflussung des nächtlichen
Sehens 16

IV. Durchführung der Versuche 24
  1. Untersuchungsergebnisse der Versuchspersonen mit
     normalem Sehvermögen zwischen 18 bis 40 Jahren 28
  2. Untersuchungsergebnisse der Versuchspersonen mit
     normalem Sehvermögen zwischen 40 bis 60 Jahren 36
  3. Untersuchungsergebnisse der Versuchspersonen mit
     pathologisch verändertem Sehvermögen 41

V. Besondere Fragestellungen
  1. Der Einfluß der Pupillenweite auf den Kurvenverlauf   65
  2. Die stimulierende Wirkung des Coffeins 67

VI. Besprechung der Untersuchungsergebnisse 69

VII. Zusammenfassung 71

Literaturverzeichnis 73

Einleitung

Im Laufe der letzten Jahrzehnte erschienen in der Literatur zahlreiche Arbeiten über das nächtliche Sehen und seine mögliche medikamentöse Verbesserung. Das gestellte Thema beschäftigt die Menschheit literarisch nachweisbar bereits seit vielen Jahrhunderten, wurde aber in unserem Zeitalter durch die erhöhten Anforderungen im Berufs- und Zivilleben besonders aktuell. Man denke beispielsweise an die erforderliche Verkehrstüchtigkeit des Kraftfahrers auch bei Nacht, sowie an die auf Hochtouren laufende Tag- und Nachtproduktion unserer Industrie und Wirtschaft.

Kenntnis von den ersten Versuchen, nächtliches Sehen "medikamentös" zu beeinflussen, erhalten wir aus den Papyrusschriften der Ägypter. Dort wird eine Augenkrankheit "sharu" beschrieben, bei welcher man nachts blind sei, und die auf beiden Augen vorkomme. Man solle den Saft von schnell gebratener Leber auspressen und in die Augen träufeln. So enthält der Papyrus Ebers (ca. 1550 v. Chr.) das Rezept: "Ochsenleber gebraten und ausgepreßt darauf tun" und der Londoner Papyrus Rhind: "Rindsleber auf Feuer von Spelt und Gerstenhalmen legen, den Saft auf die Augen ausdrücken". Das gleiche Heilmittel wird später bei den Griechen beschrieben und von HIPPOKRATES zur Behandlung der Nyktalopia empfohlen (Hippokratische Schriften, Praedicta II, 33). Heute wissen wir, daß es sich bei dem wirksamen Prinzip um das Vitamin A mit seinen Vorstufen und bei dem mit Erfolg behandelten Augenleiden um ein Symptom einer A- Hypovitaminose gehandelt hat. Man sah sie hauptsächlich unter der armen Bevölkerung epidemisch und mit einem auffallenden Frühjahrsgipfel auftreten. In unserem Jahrhundert der ernährungsphysiologischen Forschung zeigte sie sich nochmals gehäuft in den Not- und Hungerszeiten in und nach den beiden Weltkriegen, um dann als exogen bedingtes Krankheitsbild in den zivilisierten Ländern fast ganz zu verschwinden.

Wenn nun in der folgenden Diskussion von der medikamentösen Verbesserung des nächtlichen Sehens gesprochen wird, so sollen von vornherein alle die Fälle ausgeschlossen sein, die unter die Rubrik der Vitamin- A- Mangelerscheinungen fallen; sowohl die echten ernährungsbedingten Mangelerkrankungen als auch die durch erhöhten Bedarf, gestörte Resorption und Fehlleistungen im Aufbau bedingten Formen. Erinnert sei an die Hemeralopie der Schwangeren, sowie bei Leber-, Schilddrüsen- und Darmerkrankungen. Gefragt ist also danach: Ist bei einem ausreichend ernährten und bezüglich des Vitamin- A- Haushaltes gut austarierten Menschen eine medikamentöse Beeinflussung des nächtlichen Sehens überhaupt möglich; eventuell im Sinne einer Beschleunigung der Anfangsadaptation oder einer Steigerung über ein physiologisches Maß hinaus?

I. Die Anpassungsvorgänge in der Netzhaut

Unter der Adaptation versteht man die Fähigkeit des höher entwickelten Auges, sich den herrschenden Lichtintensitäten und ihren Schwankungen in kurzer Zeit anzupassen.

Nach HAMBURGER unterscheidet man die beiden Grundfunktionen, den Licht- und Ortssinn, mit ihren Leistungen, der Wahrnehmung und Lokalisation eines Punktes. Wenn wir uns mit der Adaptation des menschlichen Auges beschäftigen, so haben wir es mit einer Spezialfunktion des Lichtsinnes zu tun. Jeder kennt aus eigener Erfahrung das Phänomen der Hell- beziehungsweise Dunkeladaptation. Handelt es sich um den Übergang aus einem Raum mittlerer Lichtintensität in hellstes Sonnenlicht, so sind wir momentan geblendet, um dann nach ein bis höchstens zwei Minuten unser normales Sehvermögen wieder erreicht zu haben. An unserem Auge hat sich der komplette Vorgang der Helladaptation vollzogen. Handelt es sich umgekehrt um den plötzlichen Wechsel zwischen Hell und Dunkel, so sind wir zunächst praktisch blind, bis nach wenigen Minuten sich zuerst schemenhaft, dann mit deutlicheren Konturen die Gegenstände in der Dunkelheit abheben. An unserem Auge sind die ersten Phasen der Dunkeladaptation abgelaufen.

Das nächtliche Sehen ist bekanntlich vorwiegend an die Struktur der Stäbchen gebunden. Sie bilden zusammen mit den Zapfen das Sinnesepithel der Netzhaut und stellen mit ihnen gemeinsam die Rezeptoren für die Lichtwahrnehmung dar. In ihnen wird der physikalische Reiz von elektromagnetischen Schwingungen in den physiologischen Vorgang der Erregung moduliert und als solche zu den sensorischen Arealen der Hirnrinde geleitet. Nach der Duplizitätstheorie von M. SCHULTZE und v. KRIES handelt es sich um zwei getrennte Systeme, von denen das eine die Funktion des Tagessehens, das andere die des nächtlichen Sehens übernimmt. Zwischen Tages- und Nachtsehen liegt der Bereich des Zwielichtsehens, der gekennzeichnet ist durch die gleichzeitige Funktion von Zapfen und Stäbchen (HAMBURGER). Eine strenge Trennung läßt sich heute nicht mehr aufrechterhalten und wird besonders im anatomischen Sinne von v. TSCHERMAK und GRANIT angezweifelt. Man spricht sowohl den Stäbchen beim Tagessehen als auch den Zapfen beim Dämmerungssehen wichtige Aufgaben zu. So erlischt die Funktion der Zapfen und damit der Fovea centralis erst unterhalb einer Umfeldleuchtdichte von 0,01 asb

(Apostilb). Sie entspricht der Helligkeit einer sternklaren, vom Halbmond beleuchteten Nacht. (MONJÉ, Physiologie des Auges).

Die Stäbchen sind in weitaus größerem Maße zur Adaptation befähigt als die Zapfen. Ihre Empfindlichkeitssteigerung soll bis zum 10.000fachen ihres Hellwertes betragen können. Diese außerordentliche Photosensibilität verdanken sie einer Substanz, die von KÜHNE wegen ihres Aussehens Sehpurpur beziehungsweise Rhodopsin genannt wurde und deren Vorstufen von v. STUDNITZ und seinen Mitarbeitern in den pigmentepithelialen Ölkugeln nachgewiesen und als Lutein und Vitamin A analysiert worden sind. Der Sehpurpur ist ein hochmolekulares Chromoproteid, das in den Außengliedern der Stäbchen je nach Belichtung einem ständigen Zerfall und Wiederaufbau unterliegt. Sehpurpurgehalt und Empfindlichkeit des Auges gehen einander parallel, d.h. die Synthese des Rhodopsins aus seinen farbstoffhaltigen Vorstufen und einem Eiweißkörper entspricht dem Vorgang der Dunkel-, seine Analyse der Helladaptation. Die Stellung des Vitamins A geht aus einem von MONJÉ übernommenen Schema hervor (s. Abb. 1).

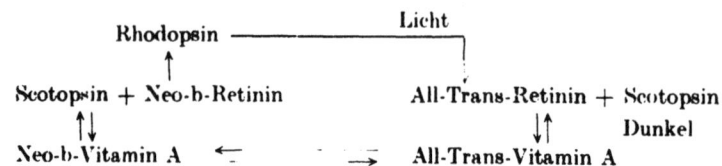

A b b i l d u n g   1

Photochemische Freisetzung des Vitamins A aus dem Sehpurpurmolekül und sein Wiedereinbau bei der Resynthese

Es wird unter dem Einfluß von Licht in einer inaktiven Trans- Form frei und kann erst nach Umformung in eine isomere Form, die cis- Form bei der Synthese in das Rhodopsinmolekül eingefügt werden.

Genaue Kenntnisse über die Stoffwechselleistungen der Netzhaut, der neuerdings auch neurosekretorische Funktionen zugeschrieben werden (BECHER, H.), liegen noch nicht vor. Im Rahmen dieser Arbeit sollte nur ein kurzer Überblick über die Adaptation des Auges in ihrem engeren, auf die Netzhaut bezogenen Sinne gegeben werden. Sie wurde als ein photochemischer Prozeß beschrieben, der an den anatomischen Strukturen der Stäbchen und in trophischer Abhängigkeit vom Pigmentepithel abläuft. Die nur geringe Adaptationsfähigkeit der Zapfen erklärt sich aus ihrem nur minimalen Gehalt an Sehpurpur. Dagegen sind sie als Trä-

ger der von v. STUDNITZ nachgewiesenen drei Sehstoffe hauptamtlich die
Vermittler des farbigen Tagessehens. Auf die Stellung des Vitamins A
und seiner Vorstufen wurde hingewiesen. Seine dominierende Rolle bei
allen Versuchen der medikamentösen Beeinflussung des nächtlichen Sehens
resultiert aus dieser Position. Man versucht mit noch unklarer Vorstellung durch Gaben von Bausteinen des Sehstoffes lokal in das Geschehen
des photochemischen Prozesses einzugreifen. Neben dem Vitamin A kam
in letzter Zeit mit denselben umstrittenen Ergebnissen ein Ester des
Luteins, das Helenien, zur Anwendung. (Luteindipalmitinsäureester)
Seine Herstellung aus Blütenmehl gelang H. WIGGER, einem Mitarbeiter
von v. STUDNITZ.

II. Die Möglichkeiten und Grenzen der Adaptometrie

Ehe nun auf einige sich widersprechende Untersuchungsergebnisse der
neueren Literatur eingegangen wird, sollen die apparativen Möglichkeiten zur Erfassung des Lichtsinnes und seine kurvenmäßige Darstellung besprochen werden. Bei dem nächtlichen Sehen handelt es sich um
ein Kontrastsehen. In vereinfachter Form, auf die Sinneszellen der
Netzhaut übertragen, bedeutet das: werden z.B. zwei benachbarte Stäbchen beziehungsweise zwei sich aus mehreren Stäbchen zusammensetzende
Funktionsareale von zwei adaequaten Reizen verschieden starker Intensität erregt, so kommt es zur Wahrnehmung von zwei Lichtpunkten, solange die Differenz beider Reize das Auflösungsvermögen der perzipierenden Strukturen nicht unterschreitet. Auf die Summe aller Lichtreize
bezogen, heißt das: es kommt zur Unterscheidung eines Gegenstandes aus
einer helleren oder dunkleren Umgebung. Die Prüfung des Lichtsinnes
muß also berücksichtigen:
1. "den minimalsten noch wahrnehmbaren objektiven Lichtreiz"
   (FECHNERS Reizschwelle).
2. "den minimalsten noch wahrnehmbaren Unterschied objektiver Lichtreize" (FECHNERS Unterschiedsschwelle).

Die zur Adaptometrie konstruierten Apparate dienen daher einmal der
Registrierung der Schwellenwerte, zum anderen zur Aufzeichnung der Sehschärfe bei herabgesetzter Beleuchtung. Als Maßeinheiten verwendet man
photometrische Größen. In Lux mißt man die Helligkeit eines strahlenden Körpers, wie die der Sonne oder einer künstlichen Lichtquelle; in
Apostilb (abs) den Reflektionsgrad einer bestrahlten Fläche. Als Ein-

heitslichtquelle galt in Deutschland bis 1940 die HEFNER-Kerze. Stellt man sie sich als punktförmige Lichtquelle im Zentrum einer Hohlkugel von 1 m Radius vor, so erhält jede Flächeneinheit die Beleuchtung von 1 lux. Bei 100 %igem Rückstrahlungsvermögen beträgt die Leuchtdichte oder Lichtstärke pro Flächeneinheit 1 asb. In nur geringfügiger Abänderung ihres Wertes werden die photometrischen Maße heute auf die Strahlungseigenschaften eines bei bestimmten physikalischen Konstanten glühenden schwarzen Platinkörpers bezogen.

Die Registrierung des Adaptationsvorganges in einem Ordinatensystem hat sich besonders in der übersichtlichen halblogarithmischen Form bewährt. Auf der Abszisse wird in arithmetischer Progression die zur Erkennung des gerade eben wahrnehmbaren Lichtreizes benötigte Zeit, auf der Ordinate werden die Logarithmen der Leuchtdichte aufgetragen. Normales Nachtsehen der Versuchsperson vorausgesetzt, erhält man eine asymptotisch auslaufende Kurve mit deutlichem Knick nach der 5. bis 7. Minute, die bei Darstellung der Empfindlichkeit einen ansteigenden, bei Darstellung der Reizschwelle einen absteigenden Verlauf hat (s. Abb. 2).

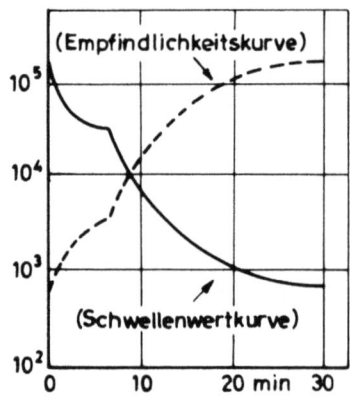

Abbildung 2

Dunkeladaptationskurve nach KOHLRAUSCH
ausgezogene Linie = Schwellenwertkurve,
gestrichelte Linie = Empfindlichkeitskurve

Nach KOHLRAUSCH entspricht die Unterteilung in zwei Segmente in Anlehnung an die Duplizitätstheorie von SCHULTZE und v. KRIES der anfänglichen Zapfen- und anschließenden Stäbchenadaptation. Die Dunkelanpassung erstreckt sich normalerweise über einen Leuchtdichtenbereich von mindestens vier logarithmischen Zehnerpotenzen und ist in ihren für das nächtliche Sehen bedeutsamen Phasen nach etwa 40 Minuten abgeschlossen. Sie ist abhängig von der vorangegangenen Helladaptation, die ihrerseits eine Funktion der einfallenden Lichtmenge ist, sowie vom Lebensalter. Das einfallende Lichtquantum wird unterschiedlich groß sein je nach Jahres- bzw. Tageszeit, nach Wetterlage, nach Intensität künstlicher Beleuchtungsquellen und nicht zuletzt je nach Pupillenweite. Das zunehmende Lebensalter wirkt sich über die allgemein und damit auch in der Netzhaut träger werdenden Stoffwechselabläufe aus. Die folgenden nach Altersklassen geordneten Abbildungen zeigen den Einfluß des Lebensalters auf die Sofortadaptation und die Endschwelle. Das jugendliche Auge adaptiert schneller und ausgiebiger (steilerer Kurvenverlauf während der Sofortadaptation, Senkung der Endschwelle).

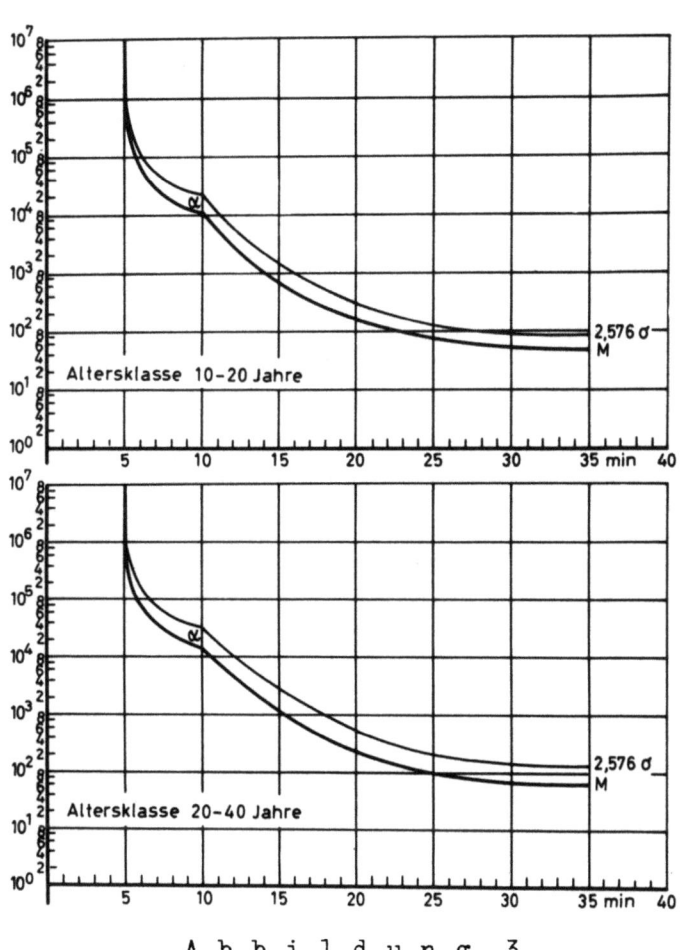

Abbildung 3

Standardkurven nach FANKHAUSER und SCHMIDT.

Altersklassen zwischen 10 bis 20 und 20 bis 40 Jahren

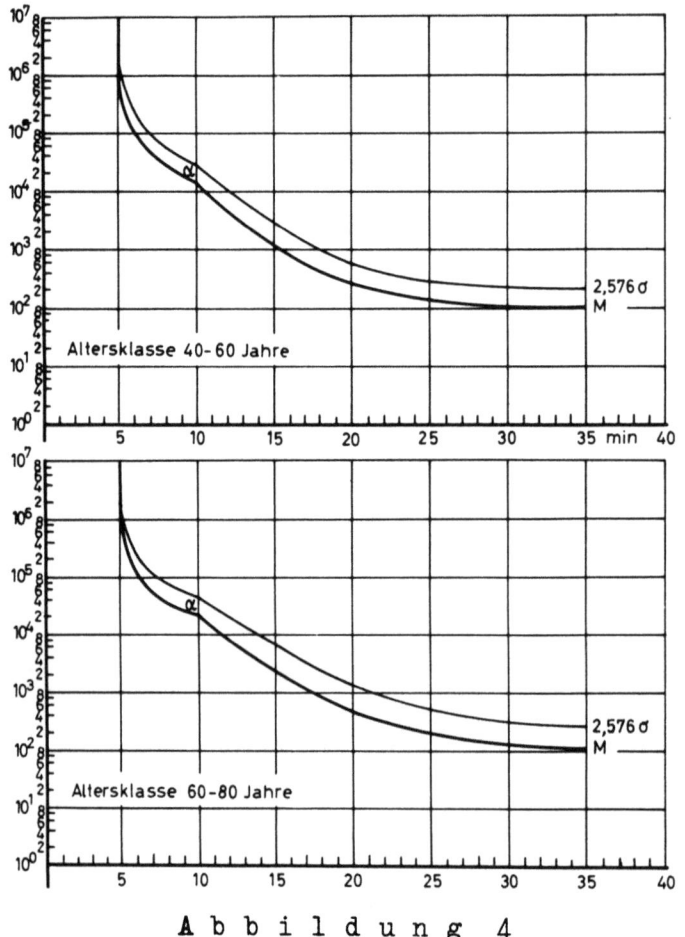

Abbildung 4

Standardkurven nach FANKHAUSER und SCHMIDT. [1]

Altersklassen zwischen 40 bis 60 und 60 bis 80 Jahren

---

1. Die Standardkurven nach FANKHAUSER und SCHMIDT, Th. stellen die Mittelwertkurven und die Kurven des ± 2,576fachen der mittleren quadratischen Abweichung dar, bestimmt aus den Untersuchungsergebnissen von je 20 ophthalmologisch gesunden Versuchspersonen 4 verschiedener Altersgruppen. Die Untersuchungsmethoden am GOLDMANN-WEEKERS Adaptometer waren: 2 Minuten Voradaptation in völliger Dunkelheit, 5 Minuten Helladaptation bei einer Leuchtdichte von 2100 asb oder 3000 lux. Die Ausgangshelligkeit der Testscheibe betrug 6 lux. Benutzt wurde eine Streifenfigur mit 100 %igem Kontrast.
(1 σ = mittlere quadratische Abweichung).

Leider können wir für die Adaptometrie bei aller Vervollkommnung der apparativen und technischen Möglichkeiten nicht das Maß an Objektivität geltend machen, wie wir es von Untersuchungsmethoden z.B. der Inneren Medizin her kennen. Bei der Schreibung eines EKG ist es dem Patienten nicht möglich, in irgendeiner Weise Einfluß auf den Kurvenverlauf zu nehmen. Das Untersuchungsergebnis der Elektrokardiographie ist daher absolut objektiv, frei von jeder subjektiven Färbung. Bei der Adaptometrie sind wir auf die Angaben des Patienten, auf seinen Willen zur Mitarbeit, sein Reaktionsvermögen usw. angewiesen. Seine augenblickliche physische und psychische Disposition, die endogenen (Ermüdung, Krankheit, Wetterfühligkeit) und exogenen (Medikamente, Alkohol, Kaffee) Schwankungen unterliegt, bestimmt den subjektiven Grad der Fehlerbreite.

Für eine Standardisierung und weitgehende Objektivierung der Adaptometrie setzte sich neben anderen besonders v. BEUNINGEN ein. Er stellte experimentelle und statistisch- biologische Untersuchungsbedingungen zur Messung der Leistungssteigerung bei Dunkeladaptation auf. Wie weit sie auch uns als Richtlinien dienten, soll bei der Beschreibung der eigenen Untersuchungsergebnisse berücksichtigt werden.

Die Anpassungsvorgänge an das Sehen bei herabgesetzter Beleuchtung beschränken sich nicht nur auf das Erreichen einer möglichst hohen Empfindlichkeit gegenüber schwachen Lichtreizen. Das gute Nachtsehen ist nach HAMBURGER und HEINSIUS ausgezeichnet:
1. durch eine rasche Sofortadaptation (steiler Kurvenverlauf in den ersten 7 Minuten),
2. durch eine hohe Lichtempfindlichkeit (Erreichen eines hohen Endwertes),
3. durch eine gute Sehschärfe bei schwacher Beleuchtung,
4. durch rasche Readaptation nach Blendung.

Allen genannten Qualitäten des Nachtsehens zugleich wird in vorzüglicher Weise das uns seit einigen Jahren zur Verfügung stehende GOLDMANN-WEEKERS-Adaptometer gerecht. Es stellt eine wesentliche Verbesserung der bisher gebräuchlichen Apparate dar und erlaubt die Zusammenfassung der Hell- und Dunkeladaptation in einem Untersuchungsgang. Geprüft werden können:
1. die absolute Schwellenempfindlichkeit im Verlaufe der Dunkeladapta-

tion a) eines bestimmten Netzhautbezirkes b) der gesamten Netzhaut,
2. isoliert die Dunkeladaptation des Zapfenapparates,
3. die Sehschärfe a) in der ersten Phase der Dunkeladaptation (Nyktometerprinzip von COMBERG) b) bei vollständiger Dunkeladaptation (Prinzip von NOWAK),
4. die Unterschiedsempfindlichkeit bei verschieden starkem Kontrast,
5. die Blendungsempfindlichkeit.

In seiner Konstruktion ist dieses Gerät als Teil einer Hohlkugel zu denken, deren vorderer Pol entfernt wird. So entsteht eine Öffnung zum Hineinlegen des Kopfes der Versuchsperson. Am hinteren Pol ist in einer Untersuchungsdistanz von 30 cm ein Fensterchen ausgespart, das bei der Helladaptation durch einen Schieber gleichen Materials, bei der Dunkeladaptation je nach Untersuchungszweck durch eine auswechselbare und verstellbare Testscheibe geschlossen wird. Während der Phase der Helladaptation wird die Kugel von zwei Glühbirnen beleuchtet, die ohne Gebrauch von Transformatoren bei einer Netzspannung von 220 V die Verwendung einer Leuchtdichte bis zu 6000 lux bzw. 4200 abs zulassen. Die Ausgangshelligkeit der Reizfläche, deren Größe einem Sehwinkel von 11 Grad entspricht, wird durch einen Blendenmechanismus reguliert und kann während des ganzen Verlaufes der Dunkeladaptation über einen Bereich von sieben logarithmischen Zehnerpotenzen durch einen neutralgrauen Glaskeil stufenlos variiert werden. Die verantwortliche Lichtquelle wird mittels eines eingebauten Luxmeters überprüft. Schwankungen der Netzspannung von $\pm$ 15 % werden durch ein eingebautes Vorschaltgerät kompensiert. Mit dem Graukeil gekoppelt ist ein Registrierarm, der auf einem auf einer Trommel rotierenden Schema den Verlauf der Dunkeladaptation markiert. Bei der Überprüfung exzentrischer Netzhautstellen dient ein oberhalb des Testfeldes angebrachtes rotes Fixierlämpchen zur Orientierung. Weitere Einrichtungen für gezielte Spezialuntersuchungen können im Rahmen unserer Belange vernachlässigt werden. [2]

Erlaubt sei noch ein kurzer Hinweis auf Prinzip und Arbeitsbereich der Lichtsinnprüfer, die bei den grundlegenden Experimenten über die medikamentöse Beeinflussung des Nachtsehens zur Anwendung kamen.

---

2. Die zum GOLDMANN-WEEKERS-Adaptometer gemachten Angaben sind dem beiliegenden Prospekt der Firma Haag-Streit-AG entnommen.

Das am meisten benutzte Adaptometer von ENGELKING und HARTUNG dient der
Reizschwellenbestimmung. Es ist im wesentlichen eine Weiterentwicklung
der von NAGEL und PIPER konstruierten Adaptometer. Die Abstufung der
Helligkeit eines homogenen Reizfeldes geschieht graduell mittels eingebauter Blenden und ermöglicht die Erfassung der fovealen und peripheren Anpassungsvorgänge. Schwankungen der Netzspannung können nicht aufgefangen werden und führen damit zu einer nicht unerheblichen Fehlerquelle. Die photometrische Eichung wird von den einzelnen Untersuchern
unterschiedlich gehandhabt. Für die gleichmäßige Ausleuchtung der Netzhaut in der Phase der Helladaptation ist ein Zusatzgerät erforderlich.
(Adaptationskugel nach ULBRICHT, TRENDELENBURGscher Ausbleicher.)

Ein einfaches Schwellenprüfgerät steht uns in dem BIRCH-HIRSCHFELD-
Fünfpunkte-Adaptometer zur Verfügung. Es findet nur noch selten Verwendung und soll darum auch nicht eingehender beschrieben werden.

Das Gerät von NOWAK und WETTHAUER registriert innerhalb eines Leuchtdichtenbereiches, der isoliert das Adaptationsgeschehen der Stäbchen
umfaßt. Geprüft wird daher die Dunkelsehschärfe der Netzhautperipherie.
Als Sehproben werden aus bestimmter Entfernung ein größerer und ein
kleinerer LANDOLTscher Ring bei verschiedenen Leuchtdichten dargeboten.

Das Nyktometer nach COMBERG arbeit innerhalb einer Leuchtdichtenbreite,
die dem Zapfensehen entspricht. Aufgezeichnet wird daher die zentrale
oder foveale Dunkelsehschärfe. Sie wird bestimmt an Hand einer beleuchtbaren Sehprobentafel, die zehn abgestufte Zahlenreihen entsprechend der Sehschärfe 0,1, 0,2, 0,3 usw. bis 1,0 enthält. Ähnlich gebaut ist das Nyktotest nach SCHOBER, das in erweitertem Maße wie das
COMBERG-Nyktometer der Überprüfung der Sofortadaptation dient.

Eines ganz anderen Prinzipes bedient sich das Gerät zur objektiven
Schwellenprüfung von RIEKEN-MEESMANN. Als Kriterium der Nachtsehleistung wird die Auftauchschwelle des optokinetischen Nystagmus bei herabgesetzter Beleuchtung bestimmt. Ausgelöst wird der Nystagmus durch
die Beobachtung eines Rotationsbandes bestimmter Breite, das in einer
Geschwindigkeit von 14 cm/sec am Auge vorbeizieht. Die Beleuchtung kann
stufenlos reguliert werden. Die erhaltenen Schwellenwertkurven entsprechen den adaptometrisch gewonnenen Kurven bei Bestimmung der Reizschwelle.

Die Darstellung der Möglichkeiten der Adaptometrie mit dem Hinweis auf subjektive und objektive Fehlerquellen sollte unter anderem einen Teil der Problematik aufzeigen, welche der vergleichenden Betrachtung experimenteller Untersuchungsergebnisse einzelner Autoren zugrundeliegt. Ein Vergleich wird sich um so schwieriger gestalten, je weniger einheitlich die Ausgangsbedingungen bezüglich der Wahl des Gerätes, der kurvenmäßigen Darstellungstechnik, der Einzel- oder statistischen Auswertung der Untersuchungsergebnisse und der Auslese eines geeigneten Personenkreises sind.

III. Gegenüberstellung einiger in der Literatur veröffentlichter positiver und negativer Untersuchungsergebnisse bei dem Versuch der medikamentösen Beeinflussung des nächtlichen Sehens

Die sehphysiologischen Studien von v. STUDNITZ und LOEVENICH an menschlichen Netzhäuten mit dem Ergebnis der Identifizierung der in den Ölkugeln enthaltenen Farb- und Sehsubstanzen als auch sonst in der Natur vorkommende Carotinoide und Baustoffe des Vitamins A gaben erneut den Anstoß zu einer Untersuchungsserie über die medikamentöse Verbesserung des nächtlichen Sehens. Dabei kamen das Vitamin A oder das Helenien entweder in reiner Form oder als Mischpräparat zur Anwendung.

v. STUDNITZ bezog auf Grund vorangegangener Tierexperimente den Erfolg oder Mißerfolg einer Versuchsreihe auf die Art der Applikation der fettlöslichen Stoffe. Es war ihm gelungen, nach Verfütterung von Vitamin A in feinster Emulsion, eine Anreicherung des Vitamins in der Leber und in den Netzhäuten von Versuchstieren nachzuweisen. Über den Weg der Oberflächenvergrößerung und Schaffung einer größeren Berührungsfläche mit den veresternden Gallensäuren im Darm soll das Vitamin in größeren Mengen resorbiert und mit dem Blutkreislauf der Netzhaut angeboten werden. Wie weit die dazwischengeschaltete Leber als Speicherorgan ein Überangebot kompensieren und eine Konstanz des Blutspiegels aufrechterhalten kann, bleibt fraglich. Die Vorgänge in der Netzhaut sollen nach dem Massenwirkungsgesetz ablaufen. Bei Richtigkeit dieser Annahme pendelt sich das durch ein Überangebot von Vitamin A oder einer seiner Vorstufen gestörte dynamische Gleichgewicht:

$$\text{Sehpurpur} \; \underset{\text{Abdunkelung}}{\overset{\text{Belichtung}}{\rightleftarrows}} \; \text{Vit. A-haltige Farbstoffkomponente} + \text{Eiweißanteil}$$

durch eine gesteigerte Synthese von Sehpurpur wieder ein.

Von dieser noch hypothetischen Vorstellung ausgehend, verabfolgte v. STUDNITZ bei seinen umfassenden Versuchen über die Beeinflussung der Dunkeladaptation das Vitamin A und später den Ester des Luteins (= Xanthophyll), das Helenien, in übernormal hohen Dosen. Er wählte dabei, teils nach eigenen Rezepten hergestellte, emulgierte Lösungen des Konzentrats und ging bis zu Dosierungen, die beim Vitamin A das Hundertfache des täglichen Bedarfes überstiegen. (tägl. Bedarf = 2 bis 3 mg Vit. A $\equiv$ 2500 I.E.) Die Verabreichung erfolgte per os und über einen Zeitraum bis zu 3 Wochen. Die Messungen wurden nach vorangegangener genormter Helladaptation für den Bereich der Zapfen mit dem Nyktometer von COMBERG, für die Adaptation der Stäbchen mit dem Adaptometer von NAGEL und bei späteren Versuchen mit dem Gerät von NOWAK und WETTHAUER vorgenommen. Der Aufzeichnung als Mittelwertkurven lagen zahlreiche Einzeluntersuchungen an nur wenigen Versuchspersonen zugrunde. In umfangreichen Voruntersuchungen wurde eine Empfindlichkeitssteigerung bereits eine Stunde nach Einnahme des Medikamentes, das Wirkungsoptimum der Einzeldosis nach der sechsten Stunde gefunden und dementsprechend der Beginn der Untersuchung in diese Zeit verlegt. Tagesrhythmische und jahreszeitliche Einflüsse, wie sie GRAF geltend macht, konnten für den Gipfel nach der sechsten Stunde nicht verantwortlich gemacht werden. Bei beiden Medikamenten wurde eine Steigerung der Dunkeladaptation über die Norm, nach Ausmaß und Geschwindigkeit registriert, sowohl für das Zapfen- als auch für das Stäbchensehen. In Kombination mit Vitamin C oder Pervitin war das Ergebnis noch signifikanter. In gleicher Weise ausgeführte Versuche mit Vitamin A in öliger Lösung führten zu keiner Leistungssteigerung.

Die Untersuchungsergebnisse von v. STUDNITZ und LOEVENICH wurden zwar nicht im gleichen Umfange, aber doch im wesentlichen später von HAMBURGER, MONJÉ, CÜPPERS und WAGNER, KLAES und RIEGEL, NIEDERMEIER und in neuester Zeit von LISCH und SCHMID bestätigt.

Nachdem HAMBURGER zunächst, wie vor ihm auch LEWIS und HEINSIUS, durch Verwendung von Vitamin A in nichtemulgierter Form zu einem negativen Untersuchungsergebnis kam, erklärte er sich zu einer Nachprüfung seiner Versuche nach den Angaben von v. STUDNITZ bereit. Die Untersuchungen wurden am ENGELKING-HARTUNG-Adaptometer und vergleichsweise mit dem

Gerät von NOWAK und WETTHAUER und dem Nyktometer von COMBERG durchgeführt. Von zwei Vergleichsgruppen erhielt die eine das Vitamin A als Emulsion in der von v. STUDNITZ angegebenen Herstellung und Dosierung, die andere eine ölige Lösung mit einem dreimal so hohen Vitamingehalt. Die Mittelwertkurven resultierten wie bei v. STUDNITZ aus den Einzeluntersuchungen von wenigen, oft nur drei Versuchspersonen. Bei beiden Vergleichsgruppen war eine deutliche Steigerung der Dunkeladaptation, ausgeprägter beim Zapfen- als beim Stäbchensehen, nach wochenlanger Medikation der genannten hohen Dosen nachweisbar. Interessanterweise führte die Anwendung von nichtemulgiertem Vitamin A im Gegensatz zu den von v. STUDNITZ gewonnenen Ergebnissen auch zu einer Leistungssteigerung über die Norm. Ähnlich verliefen die Untersuchungen mit Helenien, dessen Wirkung früher, schon am ersten Tage, und bereits bei niedriger Dosierung einsetzte. Sein Tagesgipfel lag ebenfalls in der sechsten Stunde. Sein Wirkungsmaximum wurde bei täglicher Einnahme des Medikamentes nach 8 bis 14 Tagen erreicht. Die Wirkungsdauer betrug etwa 90 Tage.

Die grundsätzliche Bestätigung der Ergebnisse durch MONJÉ basierte auf annähernd gleichen Ausgangsbedingungen. Einer kleinen Gruppe von sieben gesunden Versuchspersonen wurden täglich pro Person über eine Zeitspanne von zwei Wochen 375 mg Helenien als Emulsion verabreicht. Die Untersuchungen am ENGELKING-HARTUNG-Adaptometer, am Gerät von NOWAK und WETTHAUER und mit dem Nyktometer nach COMBERG führten zu vergleichbaren Ergebnissen. Die objektive Prüfungsmethode nach RIEKEN-MEESMANN wurde für nicht ausreichend befunden. Als Darstellungsmethodik wurde die Auswertung in Mittelwerten gewählt. Die benötigte Versuchszeit wurde in logarithmischer Progression auf der Abszisse aufgetragen und damit eine Auseinanderziehung der Anfangswerte und eine Zusammendrängung der Endwerte bewirkt. Eine zusätzliche räumliche Verschiebung der Kurven kam durch Versetzen der Fußpunkte zustande. Hinsichtlich der Ansprechbarkeit der Versuchspersonen auf Helenien und des Zeitpunktes der einsetzenden Wirkung fand MONJÉ große <u>individuelle Schwankungen.</u> Trotzdem registrierte er einheitlich: keine sicher meßbare Empfindlichkeitsänderung während der Einnahme des Medikamentes; eine deutliche Leistungssteigerung in Form einer beschleunigten Sofortadaptation nach 14 Tagen; eine Steigerung der Endadaptationsvorgänge mit dem Maximum der Empfindlichkeitszunahme nach 2 bis 3 Monaten; die Zurückkehr zur Norm nach einem halben Jahr.

Nach den Versuchen von CÜPPERS und WAGNER geht der Empfindlichkeitsanstieg parallel der eingenommenen Menge. Dieses Ergebnis konnte im Verlaufe der mit dem ENGELKING-HARTUNG-Adaptometer vorgenommenen Untersuchungen sowohl mit Vitamin A in emulgierter Form als auch mit einer 1 %igen Adaptinollösung von BAYER (Helenien) bestätigt werden. Die Medikation erfolgte über einen Zeitraum von 14 Tagen in übernormal hohen Dosen. Vitamin A in öliger Lösung erwies sich als unwirksam. Bezüglich Wirkungsbeginn, Wirkungsmaximum, Tagesgipfel und Adaptationsverlauf zeigten sich nur geringfügige Abweichungen. Methodik und Auswertung stimmten in den wesentlichen Punkten mit den Anweisungen der Voruntersucher überein.

Den positiven Einfluß des Heleniens auf die Geschwindigkeit, mit der die Empfindlichkeitswerte erreicht werden, und auf die Höhe der Endadaptation glaubten auch KLAES und RIEGEL mit genügender Sicherheit bestätigen zu können. Sie fanden bei ihren Untersuchungen mit dem Nyktometer von COMBERG für das Zapfen- und dem BIRCH-HIRSCHFELD-Fünfpunkte-Adaptometer für das Stäbchensehen bei Kontrollen an sechs Personen mit normaler und sieben Personen mit herabgesetzter Dunkeladaptation den Wirkungseintritt bereits nach der ersten Stunde, das Wirkungsmaximum bei 10tägiger Medikation mit großen Schwankungen noch innerhalb des ersten Monats, eine Wirkungsdauer von etwa 4 Monaten. Das Ausmaß der Wirkung war größer bei einem Personenkreis mit vorher herabgesetzter Adaptationsleistung als bei gesunden Vergleichspersonen. Die Differenz des Wirkungsausmaßes beider Gruppen wird sich mit großer Wahrscheinlichkeit auf den günstigen Einfluß des Heleniens auf eine latente Hemeralopie bei Resorptions- und Aufbaustörungen zurückführen lassen. (Es handelte sich zum überwiegenden Teil um Leber- und Ulcuskranke.) Darüber hinaus war aber eine deutliche Steigerung über die Norm nachweisbar. In einem Vergleich mit einem parenteral applizierten Carotingemisch als ölige Suspension zeigte sich das Helenien bei sonstiger Übereinstimmung bezüglich der Wirkungsdauer als überlegen.

Den Untersuchungsergebnissen von NIEDERMEIER seien an dieser Stelle die Versuche von LISCH und SCHMID der Systematik wegen vorweggenommen. Den genannten Untersuchern stand eine größere Anzahl von Versuchspersonen in den Schülern einer österreichischen Gendarmeriegrundschule zur Verfügung, deren eingehende Überprüfung die statistische Auswertung der Untersuchungsergebnisse erlaubte. Die gewählte Versuchsgruppe zeichnete sich außer durch ihre größere Zahl durch gleichmäßigere Versuchsvoraussetzungen hinsichtlich Beruf, Alter, Geschlecht, Ernährungsbedingungen, Lebensweise usw. aus. Der Vorgang der Dunkelanpassung wurde unter vorhergehender Berücksichtigung der für Vor- und Helladaptation gültigen Richtlinien am ENGELKING-HARTUNG-Adaptometer registriert. Zur Verwendung kam ein Kombinationspräparat von Helenien und Vitamin A in nichtemulgierter Form, das in niedriger Dosierung 14 Tage lang verabfolgt wurde. Eine signifikante Besserung der Dunkeladaptationsleistung konnte in etwa 50 % der Fälle gemessen werden.

NIEDERMEIER weist in seinen Arbeiten über die medikamentöse Beeinflussung des nächtlichen Sehens auf die Abhängigkeit der Helenienwirkung von einem bestimmten Vitamin-A-Gehalt des Organismus hin. Er konnte durch seine fraktionierten Untersuchungen am ENGELKING-HARTUNG-Adaptometer bei Berücksichtigung der von van BEUNINGEN aufgestellten Richtlinien sowohl für das Vitamin A als auch für das Helenien isoliert eine deutlich meßbare Leistungssteigerung feststellen, deren Erfolgsquote beim Helenien bei etwa 60 % lag. Bei der Verwendung eines Kombinationspräparates wurde unter gleichen Versuchsbedingungen bei der gleichen Versuchsgruppe eine Leistungssteigerung in 70 bis 75 % gefunden. Vitamin A in öliger Lösung erwies sich gegenüber der Emulsion als gleichwertig.

Wie wenig klar unsere Vorstellungen über den Verlaf der Dunkeladaptation und einen möglichen Angriffspunkt im intermediären Stoffwechsel der Netzhaut sind, und wie komplex dieser Vorgang in Wirklichkeit zu denken ist, kann durch die zahlreichen Versuche zur Beeinflussung des nächtlichen Sehens durch Roborantien, Stimulantien, Katalysatoren, durch mechanische und physikalische Reizeinwirkungen und durch die im Rahmen dieser Arbeit interessierenden Bausteine des Sehpurpurs nur angedeutet werden. NIEDERMEIER erklärte den therapeutischen Erfolg z.B. des Cysteins, einer schwefelhaltigen Aminosäure, bei einer Gruppe mangelernährter Rußlandheimkehrer aus der Stellung des Cysteins als Redoxsubstanz bei den Atmungsvorgängen im Gewebe; eine Deutung, die uns nach den Kenntnissen der physiologischen Chemie berechtigt erscheint.

Der großen Gruppe von Untersuchern, die eine medikamentöse oder andersartige Einwirkung auf die Vorgänge der Dunkelanpassung und deren Steigerung über die Norm durchaus für möglich und auch bewiesen hält, steht eine kleinere gegenüber, die eine Beeinflussung von physiologischen Abläufen hinsichtlich Geschwindigkeit und Ausmaß höchstens bis zu den im Soma festgelegten Grenzen der Norm anerkennt. Als Vertreter der letztgenannten Gruppe seien besonders GLEES und WÜSTENBERG, ROSE und SCHMIDT und in jüngster Zeit PFEIFFER erwähnt.

Die Möglichkeit zur Beurteilung, wie weit ihre Kritik an den v. STUDNITZschen Studien und den Versuchsanordnungen der bestätigenden Nachuntersucher bezüglich Exaktheit der Methodik, Applikationsform und Haltbarkeit der zu untersuchenden Substanz, Anzahl und Auswahl der Versuchspersonen, Auswertung der Untersuchungsergebnisse usw. zu Recht besteht, sollten die entsprechenden Ausführungen zu den einzelnen Versuchen vermitteln.

Die Untersuchungen von GLEES, der mit Helenien in Tablettenform weder eine Beschleunigung noch eine Steigerung der Anpassungsvorgänge sah, wurden später von WÜSTENBERG - einem aus der gleichen Klinik kommenden Schüler von vom HOFE - in vollem Umfange bestätigt. Da die Methode: 5 Minuten Helladaptation am TRENDELENBURGschen Ausbleicher, Empfindlichkeitswertbestimmung am Adaptometer von ENGELKING-HARTUNG in den üblichen Zeitabständen, Ausschluß einer latenten Hemealopie durch vorhergehende Medikation von Vitamin A von beiden Untersuchern geübt wurde und zu den obengenannten übereinstimmenden Ergebnissen führte, genügt zur Gegenüberstellung die Bezugnahme auf die Untersuchungsergebnisse nur eines Untersuchers. WÜSTENBERG applizierte über einen Zeitraum von 14 Tagen an eine Versuchsgruppe von sieben Personen eine 1 %ige Adaptinollösung in der gebräuchlichen, und in einem Parallelversuch in der von CÜPPERS und WAGNER gewählten übernormal hohen Dosierung. Daß er in beiden Fällen zu anderen Ergebnissen als CÜPPERS und WAGNER kam, führte er unter anderem auf die exaktere Einhaltung der Untersuchungsbedingungen bezüglich der Fixation zurück. Der mögliche Einwand, die Helenienwirkung sei durch die vorangegangene Vitamin-A-Medikation überdeckt und daher nicht registriert worden, kann höchstens für den subnormalen Bereich der Dunkelanpassung Gültigkeit haben. Eine Beeinflussung der nach Abschluß der vorbereitenden Medikation gewonnenen Normalkurven durch Helenien konnte nämlich in keinem Fall beobachtet werden.

Die Nachprüfung der Untersuchungsergebnisse von v. STUDNITZ durch ROSE und SCHMIDT führten zu eindeutig negativen Befunden. Sie überprüften an einer Gruppe von 15 Personen die Wirkung des Vitamins A als Emulsion, an einer kleineren von fünf Personen die der öligen Lösung. Vorgenommen wurden die Untersuchungen unter sorgfältiger Einhaltung aufgestellter Standardisierungsbedingungen an dem Dunkeladaptometer von ENGELKING-HARTUNG und am Nyktometer von COMBERG. Der Verdacht auf das Vorliegen einer A-Hypovitaminose konnte durch Serumspiegelbestimmungen ausgeschlossen werden. Die im Verlauf der 16tägigen Medikation und nach deren Abschluß durchgeführten Messungen ergaben zu keiner Zeit eine Leistungssteigerung der Dunkelanpassungsvorgänge über die Norm, sowie auch zu keiner Zeit der Vitamin-A-Einnahme und später eine Erhöhung des Serumspiegels nachweisbar war. Bei Richtigkeit der hypothetischen Vorstellung nach v. STUDNITZ, nach der ein Überangebot der Substanz an das Pigment- und Sinnesepithel der Netzhaut die gesteigerte Synthese des Sehpurpurs auslöst, hätte man auf Grund der Transportfunktion des Blutes eine zeitweilige Serumspiegelerhöhung erwarten sollen. Versuche mit Coffein- Cardiazol, Strychin, Pervitin, Ephedrin, Octin, Geschmackreizen und Muskelübungen verliefen ebenfalls ergebnislos hinsichtlich der Verbesserung des nächtlichen Sehens.

PFEIFFER begann die Durchführung seiner Versuche an insgesamt 22 Personen mit normalem und 13 Personen mit herabgesetztem Dämmerungssehen mit dem ENGELKING-HARTUNG-Adaptometer und führte sie mit dem Dunkeladaptationsgerät von GOLDMANN-WEEKERS fort. Die Minderung der Nachtsehleistung seiner Versuchspersonen beruhte auf einer Störung des Stoffwechsels in der Netzhaut selbst und dem Ausfall großer Netzhaut-Aderhautpartien bei hochgradiger Myopie, bei tapetoretinalen Degenerationen sowie bei ausgeheilter Chorioiditis. Eine allgemein- interne Erkrankung mit der Hemeralopie als Begleitsymptom lag bei keinem Patienten vor. Er überprüfte das Dämmerungssehen in Anlehnung an die von v. STUDNITZ gewonnenen Ergebnisse nach 14tägiger abendlicher Einnahme von 1 Dragee Adaptinol und, um eine später einsetzende Wirkung zu erfassen, nochmals eine Woche nach Abschluß der Medikation. Die Untersuchungen wurden alle zwischen 16^{00} und 17^{00} Uhr vorgenommen und zeigten nach Auswertung der Ergebnisse in keinem Falle (zur Untersuchung kamen für dieses Beispiel fünf Personen am ENGELKING-HARTUNG- und neun Personen am GOLDMANN-WEEKERS-Adaptometer) eine Abweichung von der Norm. Erhöhung der Dosierung und Anwendung eines Kombinationspräparates in Form der von der Fa. Kutiak herausgebrachten Perlucinkapseln (5 mg Helenien in öliger Lösung und 2500 I.E. Vitamin A als Oliovit pro Kapsel) führten ebenfalls zu einer Übereinstimmung mit den vor Versuchsbeginn aufgenommenen Normalkurven. Die Untersuchungen der Versuchsgruppe mit herabgesetztem Dunkelsehvermögen gestaltete sich in der gleichen Weise. Der pathologische Kurvenverlauf konnte in zwei Fällen von Myopie durch Helenien geringgradig gebessert werden.

Viele Untersucher vor und nach v. STUDNITZ wurden namentlich nicht aufgeführt, ohne damit eine Wertschätzung beabsichtigt zu haben. Wenn wir uns auf die mehr oder weniger eingehende Schilderung der Versuchsanordnung, Methodik, Auswertung und der Untersuchungsergebnisse einzelner Autoren mit besonderem Hinweis auf Berührungspunkte, Abweichungen und Besonderheiten bei ihren Ausführungen beschränkten, so glaubten wir damit genügend die Schwierigkeiten bei der Beurteilung einer möglichen medikamentösen Beeinflussung des Dämmerungssehens von verschiedenen Seiten her aufgezeigt zu haben. Die Vermittlung der Kenntnisse der der Methodik noch anhaftenden apparativen und darstellungstechnischen Mängel, sowie des Wissens um die Bemühungen jedes einzelnen Untersuchers um größtmögliche Objektivität, sollte trotz der unterschiedlich gehandhabten Methoden die vergleichende Betrachtung der gefundenen Untersuchungsergebnisse ermöglichen.

Wir sahen, daß durch die Studien von v. STUDNITZ mit dem Nachweis der schon lange geforderten Existenz von Vitamin A und seinen Vorstufen auch in der menschlichen Netzhaut erneut das jahrtausendealte Problem der medikamentösen Beeinflussung des Nachtsehens aufgerollt wurde. Es konnte nur angedeutet werden, daß es sich dabei um ein Problem noch ungeklärten Ausmaßes handelt, das, wie die entsprechenden Versuche zeigen, nicht allein von ophthalmologischer Seite her gelöst werden kann. Es erfordert die gemeinsame Lösung durch den ophthalmologisch-, physiologisch-, physiologisch-chemisch-, pharmakologisch-, anatomisch- und internmedizinisch- tätigen Arzt. Wir hoffen, mit der nun folgenden Ausführung der eigenen Untersuchungsergebnisse zur weiteren Klärung einiger Fragen beitragen zu können. Den Anstoß zu der Wiederaufnahme der adaptometrischen Untersuchungen in der Akademie-Augenklinik Düsseldorf gab die nicht verstummende Kritik an den v. STUDNITZschen Ergebnissen.

IV. Durchführung der Versuche

Unserer Fragestellung: ist eine medikamentöse Verbesserung des nächtlichen Sehens überhaupt, und wenn, auch bei Vorliegen physiologischer Verhältnisse über deren Grenzen hinaus, möglich?, kam in den letzten Jahren in dankenswerter Weise die pharmazeutische Industrie entgegen. So brachte die Fa. Dr. Thilo & Co. KG., der an dieser Stelle für die freundliche Überlassung einer größeren Versuchsmenge gedankt sei, ein Kombinationspräparat heraus, dessen Indikationsbreite den pathologischen und physiologischen Anwendungsbereich berücksichtigen soll. Es soll zur Dauerbehandlung oder bei Anwendung über einen längeren Zeitraum zur Behebung oder Besserung der Hemeralopie geeignet sein und es soll, 1/2 bis 1 Stunde vor Beginn einer Tätigkeit in der Nacht oder vor nächtlichen Autofahrten je nach Bedarf eingenommen, die Nachtsehleistung des normal Sehtüchtigen heben können. Unser Interesse galt bevorzugt der kurzfristig, innerhalb der ersten Stunde einsetzenden Wirkung am Gesunden, da sie uns auf die Anforderungen der heutigen Zeit und auf die Seltenheit wirklich echter Mangelhemeralopien bezogen, im Augenblick als die wichtigere erschien.

Das unter dem Namen Vidonoct im Handel erschienene Präparat der Fa. Dr. Thilo & Co. KG. enthält pro Dragée 7500 I.E. Vitamin A und 2,5 mg Helenien, dazu in uns nicht genau bekannter Menge die schwefelhaltige Aminosäure Cystin, sowie 75 mg Coffein. Seine mittlere Tagesdosierung liegt bei 1 bis 3 Dragées. Wir verabreichten es in der noch zu beschreibenden Art an 23 Personen mit normalem und 21 Personen mit pathologisch verändertem Sehvermögen. Die Gruppe der ophthalmologischerseits gesunden Versuchspersonen unterteilten wir willkürlich nach den beiden Altersklassen zwischen 18 bis 40 und 40 bis 60 Jahren. Das Krankengut der Gruppe mit herabgesetzter Sehleistung setzte sich zusammen aus Patienten mit hochgradiger und mittlerer Myopie, tapeto-retinalen Degenerationen, abgeheilter und florider Chorioiditis, postoperativem Zustand nach Netzhautablösung (Plombenaufnähung nach CUSTODIS), Zustand nach prophylaktischer und therapeutischer Lichtkoagulation nach MEYER-SCHWICKERATH bei cystoiden Arealen und in einem Fall von Doppelperforation eines Auges. Eine Vitamin-A-Mangel bedingte Minderung der Dunkelsehleistung konnte bei Störungen des nächtlichen Sehens mit großer Wahrscheinlichkeit auf Grund einer sorgfältig erhobenen Anamnese hinsichtlich Ernährungsweise und durchgemachter Allgemeinerkrankungen ausgeschlossen werden. In zweifelhaften Fällen bestand bei den uns ambulant aufsuchenden Patienten anderer Stationen die Möglichkeit, Einsicht in ihre Krankengeschichten zu nehmen; bei den bei uns stationär liegenden, eine konsiliarische-interne Untersuchung zu veranlassen. Wir unterzogen also nach vorhergehender Sehschärfen-, Augenhintergrund- und Gesichtsfeldkontrolle bei selbstverständlicher Überprüfung auch der vorderen Augenabschnitte die Personen folgender Versuchsgruppen einer adaptometrischen Untersuchung:

A. Gruppe der Versuchspersonen mit normalem Sehvermögen:

1. Versuchspersonen der Altersklasse zwischen 18 bis 40 Jahren (14).
2. Versuchspersonen der Altersklasse zwischen 40 bis 60 Jahren (9).

B. Gruppe der Versuchspersonen mit pathologisch verändertem Sehvermögen:
   (insgesamt 21)

1. bei hochgradiger und mittlerer Myopie (5).
2. bei tapeto-retinalen Degenerationen   (7).
3. bei postoperativem Zustand nach Netzhautablösung (Plombenaufnähung nach CUSTODIS), frühestens nach Wiederanliegen der Netzhaut (3).
4. in zwei Fällen von abgeheilter und einem von noch florider Chorioiditis.
5. in zwei Fällen von cystoid-degenerativen Netzhautveränderungen, 14 Tage nach prophylaktischer Lichtkoagulation.
6. in einem Fall von Doppelperforation links, 14 Tage nach therapeutischer Lichtkoagulation.

Die Auslese der Versuchspersonen nach nicht-ophthalmologischen Gesichtspunkten berücksichtigte außer eine den Vitamin-A-Haushalt beeinflussende Allgemeinerkrankung die augenblickliche Disposition und den Intelligenzgrad des Patienten. Sie ergab sich im übrigen rein zufällig, wie schon erwähnt, aus dem anfallenden stationären und ambulanten Krankengut der Klinik. Zur Durchführung der Untersuchung stand uns das GOLDMANN-WEEKERS-Adaptometer zur Verfügung. Seine Handhabung geschah unter Berücksichtigung der beigelegten Bedienungsvorschriften. Die Versuchsanordnung basierte auf der Aneignung zahlreicher eigener Erfahrungen und berücksichtigte auf diese zugeschnitten, die von van BEUNINGEN aufgestellten Richtlinien zur Messung der Dunkeladaptation:

1. Die Untersuchungen wurden alle in den lichtarmen Monaten von November 1959 bis einschließlich März 1960 vorgenommen.
   (jahreszeitlicher Faktor?)
2. Sie wurden, soweit möglich, in die späten Tagesstunden verlegt.
   (tagesrhythmischer Einfluß?)
3. Sie erfolgten nach den Vorschriften der Vor- und Helladaptation.
4. Mindestens zwei Voruntersuchungen gingen der gezielten Untersuchung nach Einnahme des Medikamentes voraus.
   (Übungsfaktor?)
5. Innerhalb der Versuchsreihe eines Patienten wurden bezüglich der Pupillenweite vergleichbare Ausgangsbedingungen geschaffen, d.h. entweder wurden alle Einzeluntersuchungen bei medikamentös nicht beeinflußter oder bei medikamentös maximal erweiterter Pupille vorgenommen.
6. Jede Versuchsperson wurde zu äußerster Konzentration angespornt.

Die Untersuchungsdauer betrug für den Patienten einschließlich Vor-, Hell- und Dunkeladaptation etwa 70 Minuten pro Einzeluntersuchung, der er sich bei üblichem Versuchsablauf 5mal, bei besonderer Fragestellung (z.B. Einfluß der Pupillenweite, Coffeinwirkung) noch einige Male mehr unterzog. Der Voradaptation diente der Aufenthalt von etwa 30 Minuten in einem stark abgedunkelten, sowie von 2 Minuten in einem vollständig verdunkelten Raum. Die anschließende Helladaptation, die kontinuierlich ohne Ortswechsel und Zeitverlust nach Umschaltung auf die Beleuchtung der Reizfläche von dem Vorgang der Dunkeladaptation gefolgt war, wurde 5 Minuten lang bei einer Beleuchtung von 3000 lux entsprechend einer Leuchtdichte von 2100 asb an der Adaptationskugel des GOLDMANN-WEEKERS-Gerätes vorgenommen. Die Ausgangshelligkeit für die Beleuchtung der Reizfläche wurde vor jedem Versuch auf 6 lux geeicht. Sie entsprach einer Leuchtdichte der homogenen Testscheibe von 3,1 und der Kugelinnenfläche von 2,4 asb. Von den zur Verfügung stehenden Testobjekten wählten wir eine schwarz-weiße Streifenfigur mit 100 %igem Kontrast, deren Einstellung bezüglich Helligkeit und räumlicher Orientierung sowohl vom Untersucher als auch vom Patienten getätigt werden konnte. Um jeden möglichen Unsicherheitsfaktor auszuschließen, der unter anderem in dem unterschiedlichen Reaktionsvermögen der einzelnen Patienten zu sehen ist, übernahmen wir selbst den Vorgang der Registrierung. Er bestand bei der von uns benutzten Methode zur Aufschreibung der <u>Schwellenwertkurve</u>, gemessen an der Kontrastempfindlichkeit bei einem bestimmten Adaptationszustand, darin, die Leuchtdichte in log Lux zu markieren, bei der gerade eben das dargebotene Streifenmuster in einer von uns gewählten Stellung erkannt wurde. Wir bestimmten also den Verlauf der Schwellenwertkurve an Hand der Auftauchwerte von der unterschwelligen Seite her. Genau so gut hätte man ihren Verlauf in umgekehrter Richtung, von der überschwelligen Seite her, durch Aufzeichnen der Verschwindenswerte festlegen können. Die resultierenden Kurven zeichnen sich zwar beide durch gleiches Aussehen aus, sind aber parallel gegeneinander verschoben. Die Reizschwelle liegt niedriger bei Bestimmung der Auftauchwerte; eine Tatsache, die bei der Beurteilung und dem Vergleich von Untersuchungsergebnissen leicht Anlaß zu Fehldeutungen geben kann (s. Abb. 5).

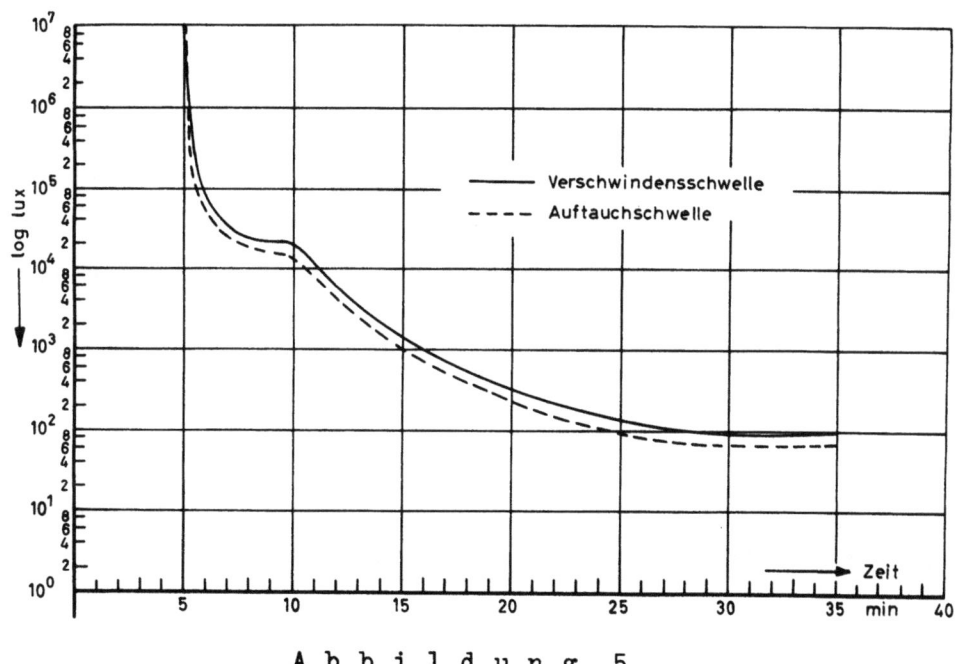

A b b i l d u n g 5

Verlauf der Schwellenwertkurve des Patienten Georg B., 19 Jahre alt.
ausgezogene Linie: bei Bestimmung der Verschwindensschwelle,
gestrichelte Linie: bei Bestimmung der Auftauchschwelle.

Die Vornahme der Messungen erfolgte unter möglichst sorgfältiger Einhaltung der genannten Bedingungen zu folgenden Zeitpunkten:

1. <u>am ersten Tage</u> 3/4 bis 1 Stunde nach Einnahme von 1 Dragée Vidonoct zum Nachweis der <u>Sofortwirkung</u>.
2. <u>am zweiten Tage</u> 3/4 bis 1 Stunde nach Einnahme des letzten von 3 oder mehr, gleichmäßig über den Tag verteilten, Dragées zwecks

Feststellung einer <u>kumulativen Wirkung</u>.

3. <u>am 10. bis 18. Tage</u> 3/4 bis 1 Stunde nach Einnahme bei fortgesetzter Medikation von 1 Dragée täglich zur Erfassung einer <u>Spätwirkung</u>.

Abweichungen von dem zur Übersicht gegebenen Schema kamen vor. So konnten z.B. nicht alle 44 Personen der Spätuntersuchung unterzogen werden, da die Einhaltung der Termine bei den ambulant einbestellten oder vorzeitig aus der klinischen Behandlung entlassenen Versuchspersonen nicht immer mit ihren beruflichen und privaten Dispositionen in Einklang zu bringen war. Klinische Belange führten gelegentlich zum Aufschub der Zweituntersuchung, was bei schon erfolgter Medikation deren Wiederholung erforderlich machte. Streng eingehalten wurde dagegen immer der zeitliche Abstand von 3/4 bis 1 Stunde zwischen Einnahme des Medikamentes und Beginn der Dunkeladaptation. Die erwähnten Unregelmäßigkeiten fanden bei der Auswertung Berücksichtigung. Der ersten orientierenden Betrachtung zwecks Ausschluß einer Dunkelsehstörung wurden die Standardkurven der Berner Klinik [3] zugrundegelegt. Bei der Auslegung der Untersuchungsergebnisse interessierte uns nicht so sehr der Vergleich der erreichten absoluten Schwelle der Unterscheidungsempfindlichkeit der von uns untersuchten Personen, sondern die Einzelauswertung des integralen Bereiches und die Beurteilung seines Ausmaßes hinsichtlich individuell-normaler Schwankungsbreite und einer darüber hinaus erfolgten, eventuell medikamentös bedingten Ausdehnung.

<u>1. Untersuchungsergebnisse der Versuchspersonen mit normalem Sehvermögen zwischen 18 bis 40 Jahren. (Gruppe A./1.)</u>

Die Eignung für die Gruppe der normal Sehtüchtigen hielten wir immer dann für gegeben, wenn ein beschwerdefreier Patient mit normalem ophthalmologischen Status bei subjektiver Sehprüfung einen Fernvisus von 1,0 ohne Korrektur aufwies. Das besagt, daß bei Vorliegen einer normalen Sehschärfe nicht unbedingt auch eine normale Refraktion gefordert wurde. Das Kontingent der normal Sehtüchtigen setzte sich demnach zusammen aus Versuchspersonen, die ohne Einschaltung der Akkommodation über eine normale Sehschärfe verfügten, d.h. <u>emmetrop</u>

---

3. Standardkurven nach FANKHAUSER und SCHMIDT, Th. Genaue technische Daten siehe Fußnote Seite 12

waren, und aus solchen, die erst unter Ausnutzung ihrer akkommodativen Fähigkeiten den aufgestellten Sehschärfenbedingungen entsprachen, d.h. gering- mittelgradig <u>hyperop</u> waren. Die Anzahl der Hyperopen und der Grad ihrer Übersichtigkeit in Dioptrien waren größer innerhalb der jüngeren Versuchsgruppe, wofür ursächlich die größere akkommodative Kompensationsmöglichkeit des jugendlichen Auges in Betracht kommt. Auf eine Bestimmung der Gesamthyperopie wurde gänzlich verzichtet (Homatropin-, Atropinvisus); der Anteil der manifesten Hyperopie wurde interessehalber bei der subjektiven Sehschärfenprüfung erfaßt. Zur binolularen adaptometrischen Untersuchung kamen folgende 14 Personen, deren allgemein-interne Erkrankungen bei der namentlichen Anführung Erwähnung finden: (die Pupillenweite wurde nicht medikamentös beeinflußt.)

1. Herr Helmut Scha., 29 Jahre alt.
   Visus rechts: + 0,5 cyl A $100°$ = 8/6, Visus links: + 0,5 cyl A $90°$ = 8/6. Ein Diabetes mellitus war seit 3 Wochen bekannt.

2. Herr August Th., 23 Jahre alt.
   Visus beiderseits = 8/7,5 ohne Korrektur, Gläser wurden abgelehnt. Insulinbehandlung bei Diabetes mellitus seit 4 Wochen.

3. Fräulein Gertrud Schm., 28 Jahre alt.
   Visus beiderseits = 8/7,5 ohne Korrektur, Gläser wurden abgelehnt. Stationäre Behandlung wegen migräneartiger Kopfschmerzen.

4. Herr Georg B., 19 Jahre alt.
   Visus beiderseits: + 2,0 sph = 8/6.
   Intern-stationäre Behandlung wegen einer exsudativen Pleuritis.

5. Fräulein Gisela K., 23 Jahre alt.
   Visus rechts: + 0,5 cyl A $90°$ = 8/6, Visus links: + 0,75 cyl A $90°$ = 8/6. Stationäre Aufnahme zur Diabeteserststeinstellung.

6. Herr Dagobert Fu., 19 Jahre alt.
   Visus rechts: + 0,5 sph + 0,75 cyl A $90°$ = 8/6, Visus links: + 0,5 sph + 0,5 cyl A $90°$ = 8/6. Intern-medizinische Behandlung wegen hämorrhagischer Diathese.

7. Herr Bernhard W., 22 Jahre alt.
   Visus beiderseits = 8/6 ohne Korrektur, Gläser wurden abgelehnt. Stationäre Behandlung in der Hautklinik wegen einer Psoriasis.

8. Herr Klaus Eng., 23 Jahre alt.
   Visus beiderseits = 8/7,5 ohne Korrektur, rechts + 2,0 sph, links + 2,5 sph angenommen. Intern-medizinische Diagnose noch ungeklärt. Bei einem Hilusprozeß bestand Verdacht auf Hodgkinsche Erkrankung oder Tuberkulose.

9. Herr Dieter Ko., 19 Jahre alt.
   Visus beiderseits = 8/6 ohne Korrektur, rechts + 1,5 sph, links

+ 1,0 sph angenommen. Krankenhausaufnahme war erforderlich wegen Verbrennungen 1. - 2. Grades an der rechten Brustkorbhälfte und an der Streckseite des rechten Oberarms.

10. Frau Margarete Wei., 37 Jahre alt.
    Visus beiderseits = 8/7,5 ohne Korrektur, Gläser wurden abgelehnt. Allgemein-interne Behandlung seit 14 Tagen wegen vegetativer Dystonie.

11. Fräulein Erika Sei., 24 Jahre alt.
    Visus rechts: + 0,5 cyl A $100°$ = 8/6, Visus links: + 0,5 cyl A $80°$ = 8/6. In stationärer Behandlung zur Wiedereinstellung eines seit 2 Jahren bekannten Diabetes mellitus.

12. Herr Rudolf Wie., 36 Jahre alt.
    Visus beiderseits = 8/7,5 ohne Korrektur, rechts + 1,0 sph, links + 0,5 sph angenommen. In stationärer Behandlung wegen pektanginöser Beschwerden.

13. Herr Klaus Mü., 28 Jahre alt.
    Visus rechts: + 1,0 cyl A $120°$ = 8/7,5, Visus links: + 0,5 sph = 8/7,5. Krankenhausaufnahme wegen akuter Oberbauchbeschwerden. Die Diagnose blieb unklar. Ein Gallensteinleiden konnte nicht nachgewiesen werden. Für ein Ulcusleiden ergab sich kein Anhalt. Eine Pankreatitis wurde durch Diastasebestimmungen in Serum und Urin ausgeschlossen.

14. Frau Elisabeth Kra., 38 Jahre alt.
    Visus beiderseits = 8/7,5 ohne Korrektur, Gläser wurden abgelehnt. In intern-stationärer Behandlung wegen eines Gallensteinleidens.

Zu immer wieder einheitlichen Ergebnissen kamen wir in folgenden Punkten:

a) Schon erster und zweiter Leerversuch ergaben im wesentlichen übereinstimmenden Kurvenverlauf. Auch bei mehr als zwei Übungsversuchen konnte eine sichere, übungsbedingte Senkung der Schwellenwertkurve bei den zur Auswahl gekommenen aufnahmefähigen und schnell reagierenden jungen Menschen nicht erreicht werden. Ohne irgendeine Gesetzmäßigkeit lagen die letzten Übungskurven mit nur geringfügigen, nicht vermeidbaren Schwankungen sowohl unterhalb als auch oberhalb der zuerst aufgenommenen Kurve (s. Abb. 6).

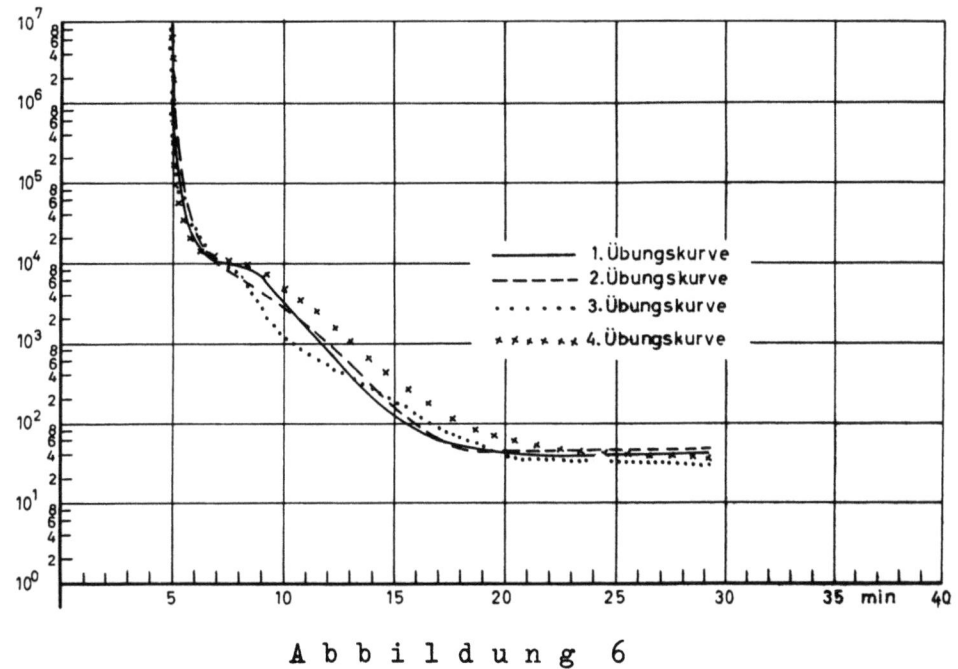

A b b i l d u n g 6
Vier Übungskurven des Patienten Dieter Ko., 19 Jahre alt.

b) Die als individuell normal aufzufassenden Übungskurven überschritten in keinem Abschnitt den normalen Streuungsbereich der vergleichend zugrundegelegten, altersentsprechenden Mittelwertkuven [4], dessen obere Grenze durch die Kurve [5] des + 2,576fachen der mittleren quadratischen Abweichung, bestimmt an 20 normalen Versuchspersonen pro Altersgruppe, dargestellt wird. Al Beispiel angeführt sei die Individualkurve der Patientin Gisela K., die innerhalb ihrer Gruppe die schlechteste Dunkelsehleistung aufwies, die aber noch durchaus den Normbedingungen entsprach (s. Abb. 7).

---

4. nach FANKHAUSER und SCHMIDT, Th.

5. nach FANKHAUSER und SCHMIDT, Th. beträgt bei einer 3fachen mittleren quadratischen Abweichung die Sicherheit noch 100 %, d.h. daß sich von 100 Personen mit normalem Sehvermögen die gefundenen Schwellenwertkurven alle unterhalb der Kurve des + 3,0fachen der mittleren quadratischen Abweichung befinden.

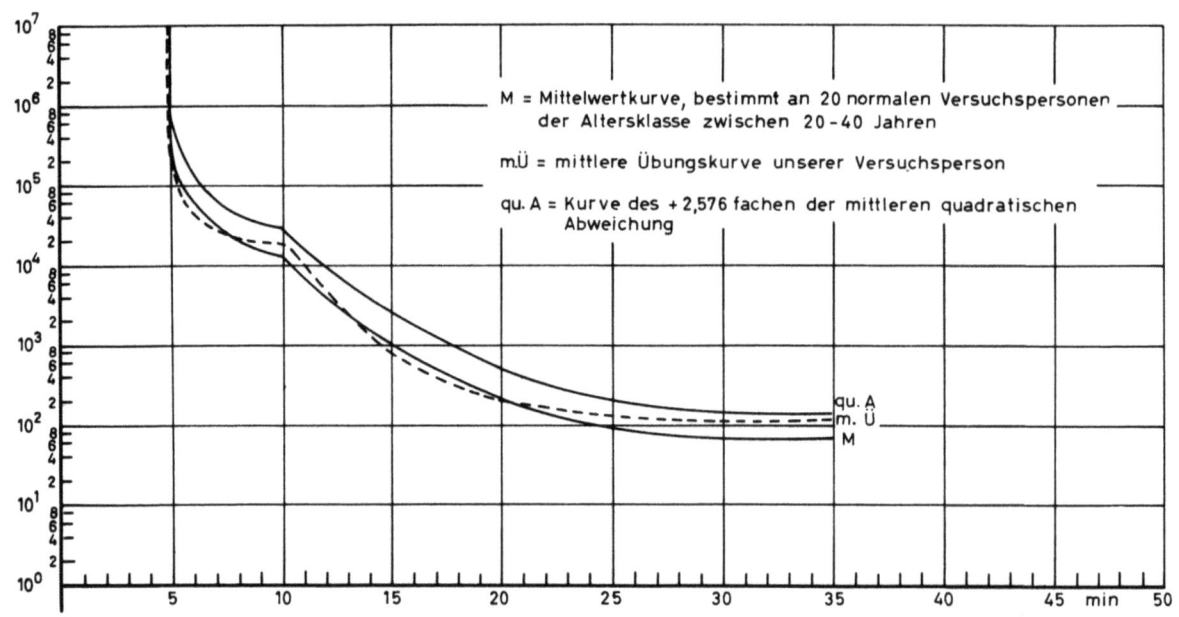

Abbildung 7
Individualkurve der Patientin Gisela K., 23 Jahre alt
(mittlere von 3 Übungskurven), eingezeichnet in das
Standardschema der entsprechenden Altersklasse zwischen
20 bis 40 Jahren nach FANKHAUSER und SCHMIDT.

c) Der Individualcharakter einer Kurve war am deutlichsten ausgeprägt im Verlauf der Mittelstrecke, wo sich um den Punkt α (α = nach KOHLRAUSCH Umschlagpunkt vom Zapfen- auf das Stäbchensehen) sowohl bezüglich der Einzel- als auch der vergleichenden Betrachtung die größten Abweichungen ergaben (s. Abb. 8).

d) Übereinstimmend im Kurvenverlauf waren bei allen Versuchspersonen:
1. die rasche <u>Sofortadaptation</u>, die schon innerhalb der ersten 1/2 Minute einen Leuchtdichtenbereich von 2 bis 2 1/2 logarithmischen Zehnerpotenzen durchlief;
2. das Erreichen des <u>Endschwellenwertes</u> schon 15 Minuten nach Einsetzen der Stäbchenfunktion (der Kurvenverlauf in der Phase der Endadaptation wird nahezu linear-horizontal, d.h. nach einer Gesamtadaptationsdauer von 20 bis 30 Minuten verläuft die Empfindlichkeitszunahme, registriert in 5 minütlichen Abständen, in kaum meßbarer Größenordnung);
3. das Ausmaß der <u>Gesamtadaptation</u> über einen Leuchtdichtenbereich von mindestens 5 logarithmischen Zehnerpotenzen;

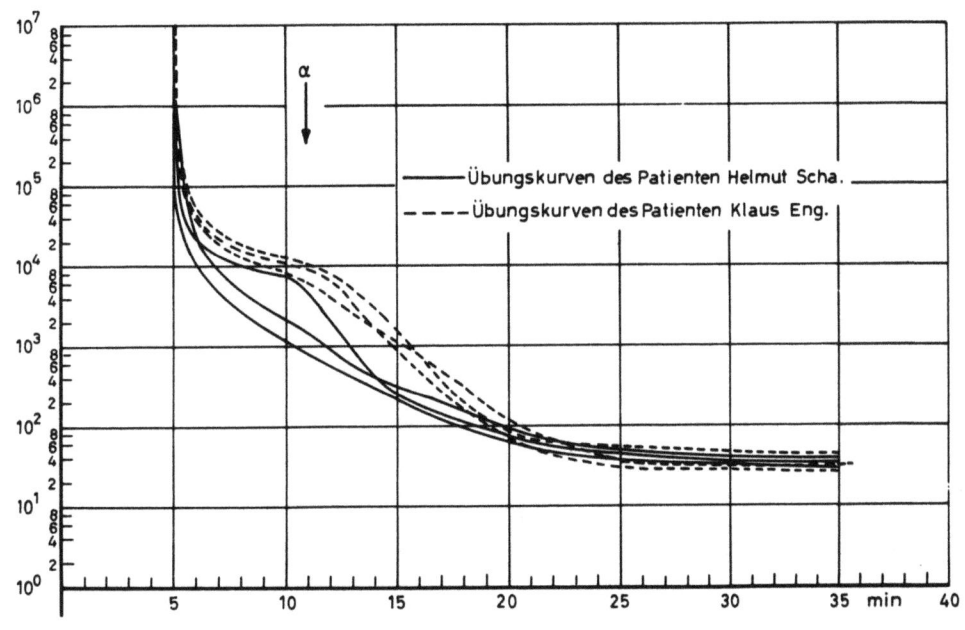

Abbildung 8

Übungskurven der Patienten Helmut Scha., 29 Jahre alt, und Klaus Eng., 23 Jahre alt, die die größere Streuungsbreite um den Punkt α demonstrieren sollen (s. auch Abbildung 6)

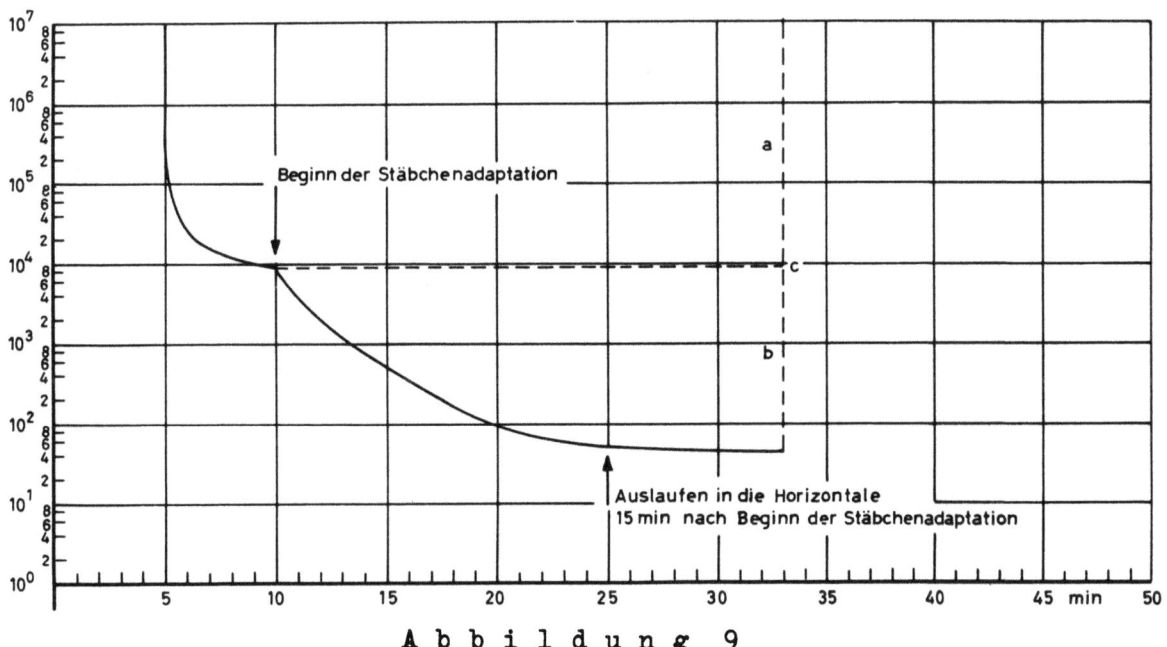

Abbildung 9

Normalkurve des Patienten Bernhard W., 22 Jahre alt.

a = Ausmaß der Zapfenadaptation
b = Ausmaß der Stäbchenadaptation
c = Ausmaß der Gesamtadaptation

4. das Ausmaß der Stäbchenadaptation über einen Leuchtdichtenbereich von 2,2 bis 2,4 logarithmischen Zehnerpotenzen (gemessen zwischen der Höhe des Punktes α und der Höhe eines Punktes der auslaufenden Horizontalen) (s. Abb. 9).

e) Die nach erfolgter Medikation vorgenommenen Messungen zeigten in keinem Fall einen Sofort- oder Kumulationseffekt hinsichtlich einer Steigerung der Zapfen- bzw. Stäbchenadaptation, ersichtlich z.B. aus Geschwindigkeitszunahme oder Endschwellensenkung. Eine Spätwirkung nach 10 bis 18 tätiger Dauermedikation war ebenfalls bei 12 zur Spätuntersuchung gekommenen Versuchspersonen nicht nachweisbar (die Patientinnen Margarete Wei. und Gertrud Schm., wurden frühzeitig aus intern-stationärer Behandlung entlassen und nahmen daher nur an zwei Leerversuchen und an der Sofort- und Zweituntersuchung nach Medikation teil). Als Gruppenbeispiel mögen die übereinandergeschriebenen Kurven der Versuchspersonen Dagobert Fu. und August Th. mit der größten und geringsten Streuungsbreite dienen. Die bei dem Patienten Dagobert Fu. gefundene geringfügige Senkung der Schwelle im Mittelstreckenbereich nach Einnahme von 1 Dragée Vidonoct konnte weder im Zweit- noch im Spätversuch wiederholt werden und ist mit größter Wahrscheinlichkeit ebenso wie die Hebung der Schwelle bei weiterer Einnahme des Medikamentes über den Kurvenverlauf im Leerversuch auf die konkurrierende Wirkung der noch wirksamen Zapfen- und schon einsetzenden Stäbchenfunktion um den Punkt α und der für die Versuchspersonen daraus entstehenden Entscheidungsunsicherheit zurückzuführen. Die erlaubte normale Streuungsbreite wurde weder nach oben noch nach unten überschritten (s. Abb. 10 und 11).

Weitere Besonderheiten als die genannten ergaben sich in Hinsicht auf die objektiven Untersuchungsergebnisse innerhalb der angeführten Gruppe nicht. Erwähnenswert wäre noch das Gefühl der subjektiven Besserung bei etwa der Hälfte der Versuchspersonen, das sich nach Angaben der Patienten in einem müheloseren Erkennen des Streifenmusters und einer sichereren Entscheidungsmöglichkeit bemerkbar mache. Wie weit für dieses Gefühl der subjektiven Leistungssteigerung, dessen objektive Erfassung uns nicht gelang, die Fraktion des stimulierenden Coffeins verantwortlich zu machen ist, versuchten wir gesondert durch isolierte Gaben von Coffein vor Beginn der eigentlichen Medikation an einigen Versuchspersonen zu klären. Bevor jedoch diese besondere Fragestellung näher erläutert wird, möchten wir die Untersuchungsergebnisse der nächsten Gruppe, der Versuchspersonen mit normalem Sehvermögen zwischen 40 bis 60 Jahren bringen.

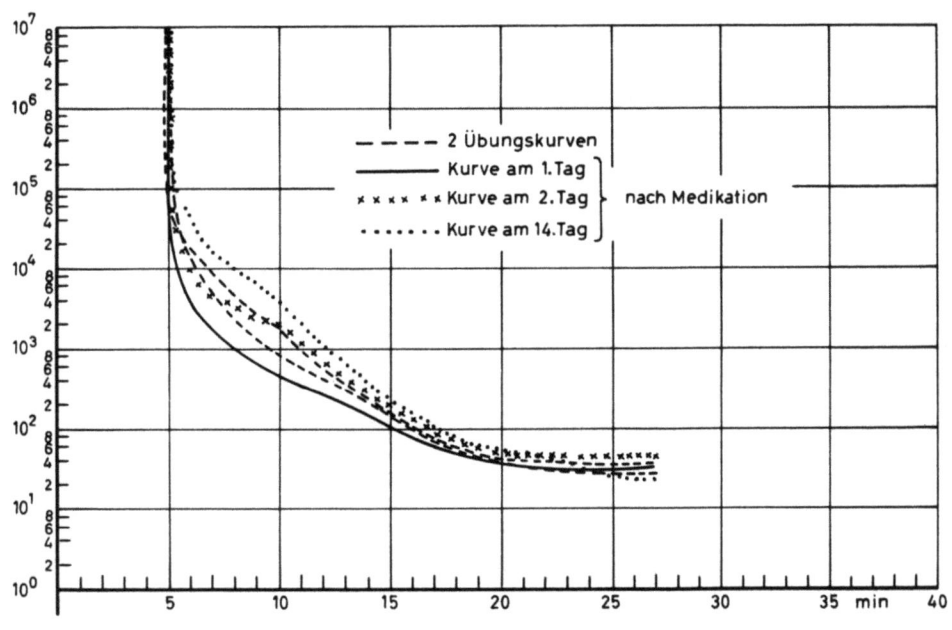

Abbildung 10

Versuchsreihe des Patienten Dagobert Fu., 19 Jahre alt, mit der größten Streuungsbreite

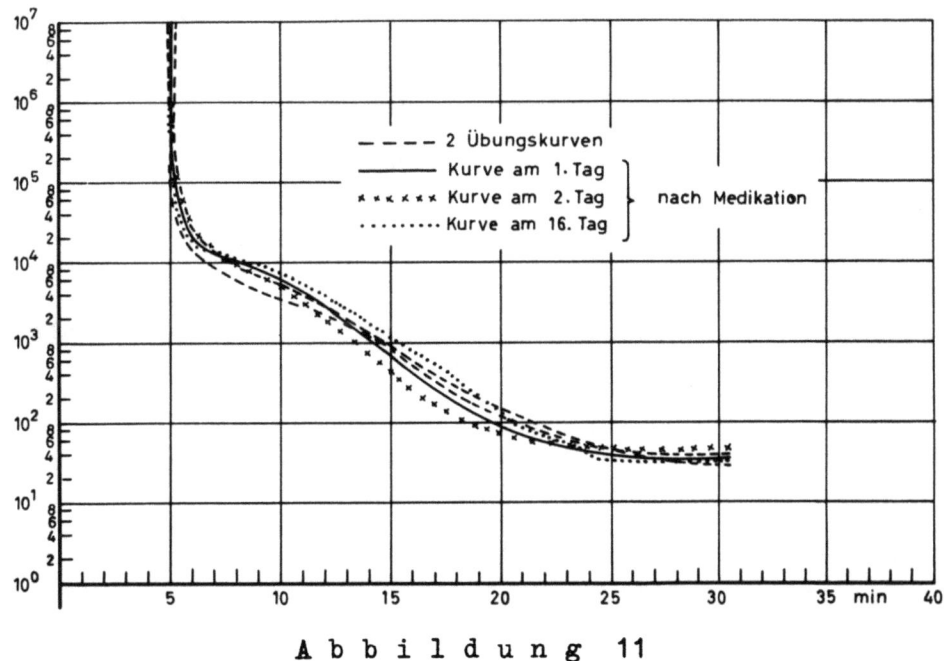

Abbildung 11

Versuchsreihe des Patienten August Th., 23 Jahre alt, mit der geringsten Streuungsbreite

2. Untersuchungsergebnisse der Versuchspersonen mit normalem Sehvermögen zwischen 40 bis 60 Jahren. (Gruppe A./2.)

Die Durchführung der Untersuchungen der älteren Versuchspersonen erfolgte nach den gleichen, inzwischen bekannten Gesichtspunkten. Ausnahmen, die zu einer zunächst ungewollten, nach späteren Überlegungen aber erwünschten Erhöhung in der Dosierung führten, kamen in drei Fällen vor. Bei zwei Patienten mußte die Zweituntersuchung nach Medikation um einen Tag verschoben werden, so daß der Meßvorgang nicht wie üblich nach 1 x 1 Dragée am ersten und 3 x 1 Dragée am zweiten Tage 3/4 bis 1 Stunde nach Einnahme des Medikamentes vorgenommen wurde, sondern erst nach zusätzlicher Applikation von 3 x 1 Dragée am aufgeschobenen Versuchstage. Ein dritter Patient nahm irrtümlicherweise die für die gesamte Versuchsdauer bestimmte Menge des Präparates innerhalb der ersten beiden Versuchstage ein und überschritt mit der Einnahme von 9 Dragées täglich nicht nur den Tagesbedarf an Vitamin A oder Helenien, sondern auch deren therapeutische Dosierung bei weitem. Wegen des Coffeingehaltes des Präparates wurden Überdosierungen bisher vermieden. Der Faktor der Presbyopie erwies sich bei der Größe und Entfernung des gewählten Teststreifens nicht als störend und wurde wegen seines fehlenden Einflusses auf die photochemischen Vorgänge in der Netzhaut von uns ganz vernachlässigt, d.h. alle Untersuchungen erfolgten ohne altersentsprechende Korrektur für den Nahabstand von 30 cm. Mit der Fragestellung: ist die physiologische, altersbedingte Herabsetzung der Dunkelanpassungsvorgänge medikamentös zu bessern und kurvenmäßig der Normschwelle des jugendlichen Auges wieder anzugleichen?, untersuchten wir 9 Personen mit normalem Sehvermögen der höheren Altersklasse: (Pupillenweite unbeeinflußt)

1. Herrn Ewald Boo., 47 Jahre alt.
   Visus beiderseits = 8/7,5 ohne Korrektur, Gläser wurden abgelehnt.
   Diabetesmanifestation seit 4 Wochen.

2. Herrn Walter Zen., 55 Jahre alt.
   Visus rechts: + 0,5 sph = 8/7,5, Visus links: + 0,75 sph = 8/7,5.
   Stationäre Aufnahme zur diätischen Diabeteseinstellung.

3. Herrn Hans Kraut., 49 Jahre alt.
   Visus beiderseits = 8/7,5 ohne Korrektur, Gläser wurden abgelehnt.
   In intern- stationärer Behandlung wegen pektanginöser Beschwerden.

4. Herrn Albert Hus., 51 Jahre alt.
   Visus rechts: + 1,0 cyl A 90^0 = 8/6, Visus links: + 0,75 cyl A 90^0 = 8/6. Krankenhausbehandlung wegen Herzmuskelschwäche.

5. Frau Maria Ja., 49 Jahre alt.
   Visus rechts: + 0,5 sph = 8/7,5, Visus links = 8/7,5 ohne Korrektur.
   Intern-medizinische Krankenhausbehandlung bei Emphysembronchitis.

6. Frau Maria Herm., 48 Jahre alt.
   Visus beiderseits = 8/7,5 ohne Korrektur, Gläser wurden abgelehnt.
   In stationärer Behandlung wegen eines kombinierten Mitralvitiums,
   das z.Z. unserer Untersuchungen kompensiert war.

7. Herrn Richard Wer., 57 Jahre alt.
   Visus beiderseits: + 0,5 cyl A 180° = 8/7,5.
   Krankenhausaufnahme wegen erstmaligen Bluterbrechens bei einer
   Zwerchfellhernie. Spätere Operation war vorgesehen.

8. Frau Katharina Ma., 52 Jahre alt.
   Visus rechts: + 1,0 sph = 8/7,5, Visus links: + 0,5 sph = 8/7,5.
   Ischialgiforme Beschwerden rechtsseitig. Antirheumatische Behandlung in der Inneren Klinik.

9. Herrn Kurt U., 49 Jahre alt.
   Visus beiderseits = 8/7,5 ohne Korrektur, Gläser wurden abgelehnt.
   Krankenhausaufnahme zur Diabeteserstsinstellung.

Grundsätzlich neue Kenntnisse brachte dieser Untersuchungsabschnitt nicht:

a) Die Adaptationskurven der älteren Versuchspersonen lagen wie erwartet alle oberhalb derer ihrer jüngeren Vergleichsgruppe, d.h. sie unterstrichen die Altersabhängigkeit der Dunkelanpassungsvorgänge sowohl bezüglich der Schnelligkeit, mit welcher die hohe Empfindlichkeit gegenüber schwachen Lichtreizen erreicht wird, als auch des Ausmaßes der Gesamtadaptation. Der Kurvenverlauf war insgesamt in allen Abschnitten flacher; der Punkt α wurde im Durchschnitt etwa 1 Minute später erreicht; das Erreichen des Endschwellenwertes erforderte eine längere Zeitspanne als 15 Minuten nach Einsetzen der Stäbchenfunktion; das Ausmaß der Gesamtadaptation umfaßte weniger als 5 logarithmische Zehnerpotenzen. Keine Kurve überschritt die obere Normgrenze der altersentsprechenden Standardkurve. Zusammenfassend kann gesagt werden: sie bestätigten noch einmal, daß die Dunkelanpassungsvorgänge mit zunehmendem Alter physiologischerweise träger werden, analog allen anders gearteten stoffwechselgebundenen Reaktionsabläufen (s. Abb. 12).

b) Dem Übungsfaktor kam auch innerhalb der älteren Versuchsgruppe keine meßbare Bedeutung zu (s. Abb. 13).

c) Die individuelle Streuung im Mittelstreckenbereich zeigte ein geringeres Ausmaß als bei der jüngeren Vergleichsgruppe (s. Abb. 13).

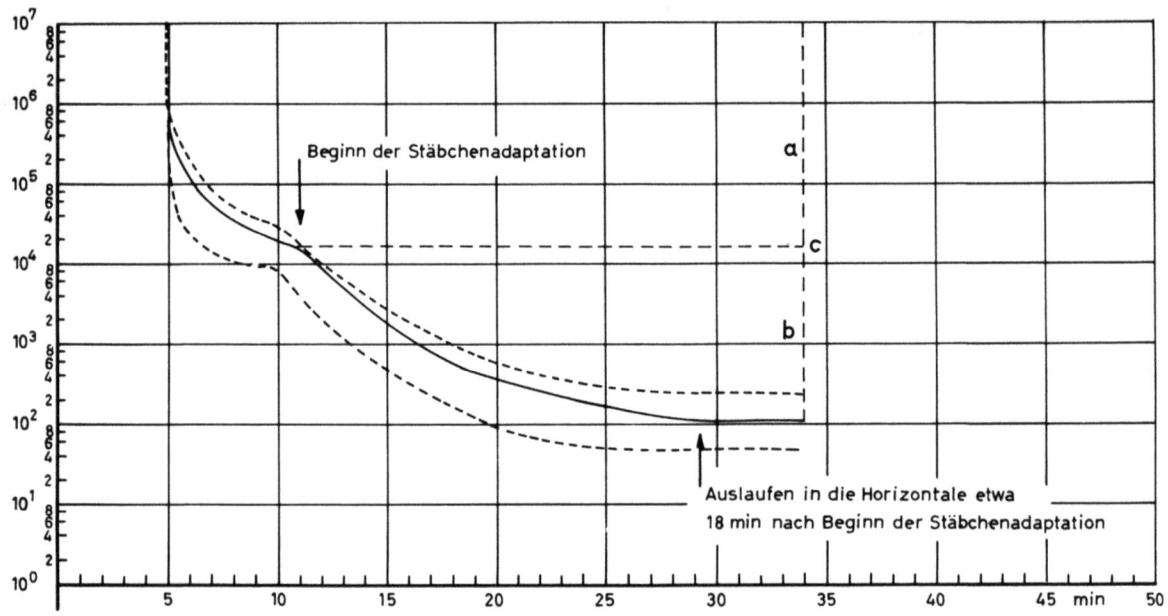

Abbildung 12

Normalkurve des Patienten Richard Wer., 57 Jahre alt, im Vergleich zu der des Patienten Bernhard W., 22 Jahre alt (s. auch Abb. 9). Darüber die Kurve des + 2,576 fachen der mittleren quadratischen Abweichung der Altersklasse zwischen 40 - 60 Jahren.

a = Ausmaß der Zapfenadaptation
b = Ausmaß der Stäbchenadaptation
c = Ausmaß der Gesamtadaptation

d) Die Medikation ergab weder einen <u>Sofort-</u>, noch <u>Kumulations-</u>, noch <u>Späteffekt</u>, auch nicht bei der ungewollt höheren Dosierung, so daß die aufgeworfene Frage der Besserung der altersbedingt herabgesetzten Adaptationsvorgänge und ihrer Angleichung an die Leistungen des jugendlichen Auges damit ihre negative Beantwortung fand. Angeführt seien die übereinandergeschriebenen Kurven des Patienten Hans Kraut. und Ewald Boo. (Zweituntersuchung um einen Tag verschoben), sowie des Patienten Walter Zen. (Einnahme der Gesamtversuchsmenge innerhalb von 2 Tagen), die gleichzeitig bezüglich des Ausmaßes des integralen Bereiches der aus fünf Einzeluntersuchungen bestehenden Versuchsreihe als Gruppenbeispiel dienen mögen (s. Abb. 14, 15 und 16).

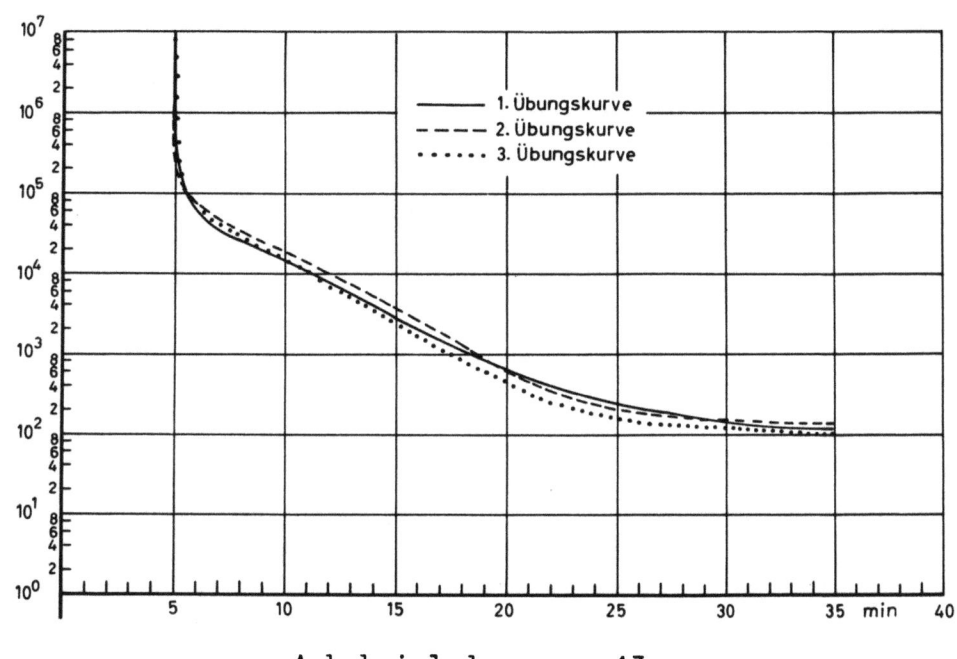

Abbildung 13

Drei Übungskurven der Patientin Maria Herm., 48 Jahre
alt, welche die geringe individuelle Streuung innerhalb
der älteren Versuchsgruppe demonstrieren sollen

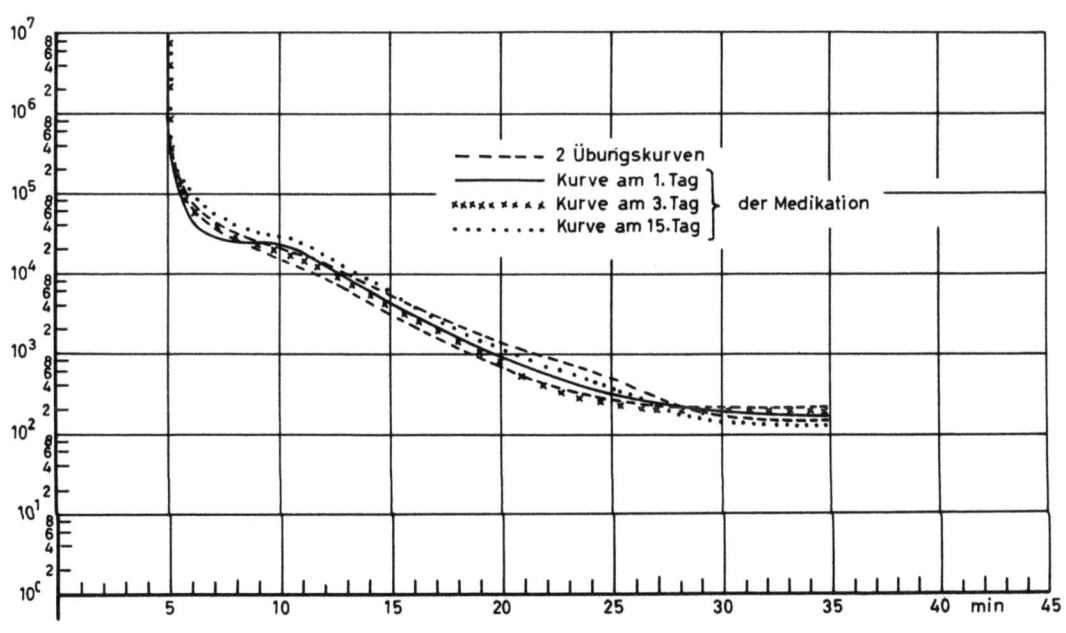

Abbildung 14

Versuchsreihe des Patienten Hans Kraut., 49 Jahre
alt, dessen Zweituntersuchung um einen Tag verschoben
werden mußte

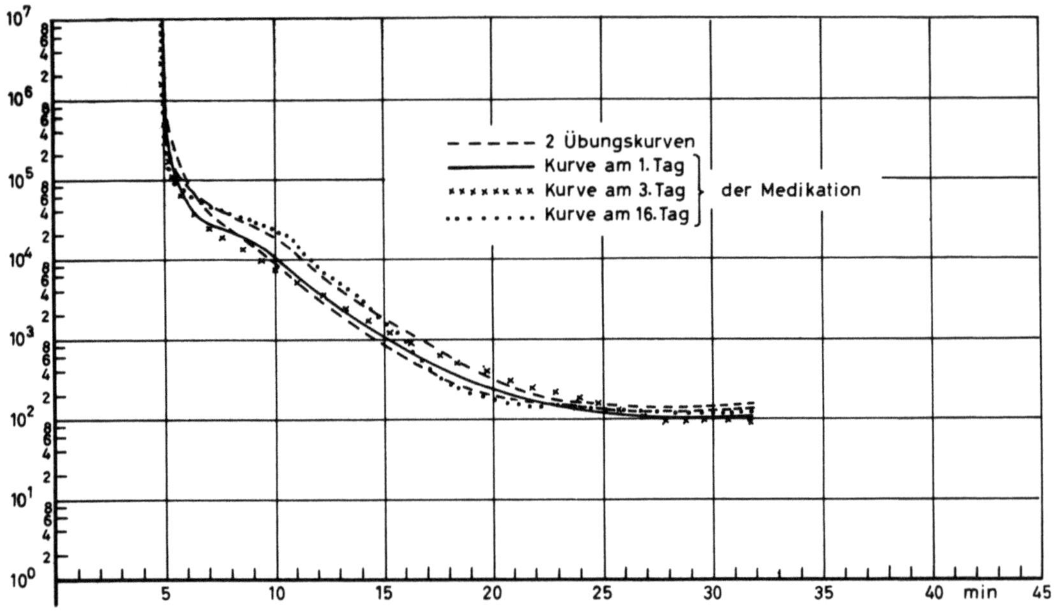

Abbildung 15

Versuchsreihe des Patienten Ewald Boo., 47 Jahre alt, dessen Zweituntersuchung um einen Tag verschoben werden mußte

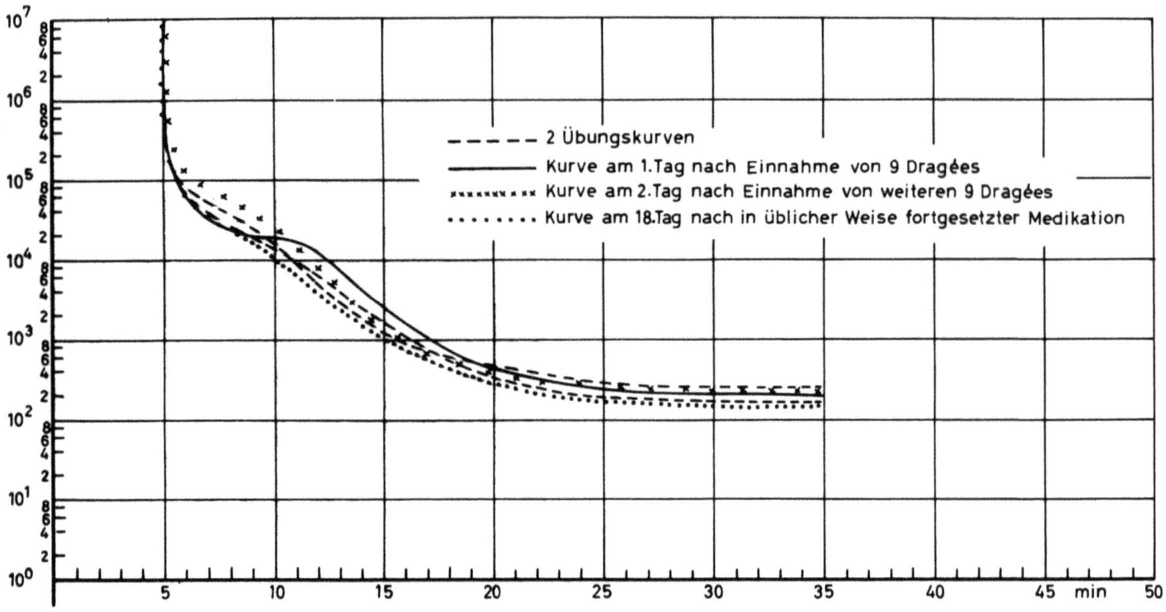

Abbildung 16

Versuchsreihe des Patienten Walter Zen., 55 Jahre alt, der irrtümlicherweise die für die gesamte Versuchsdauer bestimmte Menge des Präparates innerhalb der ersten 2 Tage einnahm

Das Gefühl der subjektiven Leistungssteigerung wurde von zwei Patienten geäußert; ein dritter glaubte, nach Medikation bei der Helladaptation weniger geblendet zu sein. Eine Objektivierung der gemachten Angaben gelang uns auch diesmal nicht.

Nachdem die Untersuchungen mit dem Versuch der Leistungssteigerung über ein physiologisches Maß hinaus, das wir auch bei altersbedingter Herabsetzung der Anpassungsvorgänge für gegeben hielten, an 23 Personen mit normalem Sehvermögen abgeschlossen waren, interessierte uns die Frage: ist eine medikamentöse Verbesserung des nächtlichen Sehens bei pathologisch verändertem Sehvermögen zu erreichen; eventuell über den Weg der Normalisierung der pathologisch gestörten Stoffwechselvorgänge in der Netzhaut oder durch eine kompensatorische Steigerung der Stoffwechselvorgänge in den noch funktionstüchtigen Netzhautarealen?

3. Untersuchungsergebnisse der Versuchspersonen mit pathologisch verändertem Sehvermögen. (Gruppe B.)

Bei der Durchführung der Untersuchungen der Versuchspersonen mit pathologisch verändertem Sehvermögen dienten ebenfalls die zur Einführung aufgestellten Regeln als Richtlinien. Eine gewisse Elastizität in ihrer Handhabung mußte je nach Art und Beschaffenheit der pathologischen Befunde und ihrer Behandlungserfordernisse und je nach dem Grad der Sehbehinderung der Versuchsperson in Kauf genommen werden. Ambulant einbestellte Patienten mit schwer gestörter Nachtsehleistung z.B. konnten nicht in den späten Nachmittagsstunden untersucht werden, da sie unbedingt noch vor Einbruch der Dunkelheit in ihre gewohnte häusliche Umgebung zurückgekehrt sein mußten. Die Rücksichtnahme auf einen aufgestellten Behandlungsplan bei einem bestimmten vorliegenden Augenleiden machte das exakte Festhalten an unserem Zeitschema auch bei den stationär liegenden Patienten oft unmöglich. Da in Anbetracht der Seltenheit mancher Krankheitsbilder bei der Auslese ein weniger strenger Maßstab angelegt wurde, und die optimale geistige Entwicklung der Versuchsperson je nach Schwere der Sehstörung nicht immer ermöglicht worden war, mußte der Grad der Intelligenz im Durchschnitt niedriger liegen als bei der gesunden Vergleichsgruppe. Bei allen Versuchspersonen fanden sich pathologische Veränderungen am Augenhintergrund, die von belanglosen Befunden bis zu schwersten degenerativen oder entzündlichen Zerstörungen großer Netzhautteile reichten. Auch bei Anwendung optimaler Gläserkorrektur ließ sich nicht in allen Fällen eine normale zentrale Sehschärfe erreichen, da entweder eine Trübung oder Störung der vorgeschalteten brechenden Medien vorlag (Cataracta complicata, Astigmatismus) oder das foveale Sehen in der Netzhaut selbst gestört war (Makula-, Sehnervenbeteiligung). Je nach Krankheitsfall wurden die Untersuchungen bin- oder monokular, mit maximal erweiterter oder medikamentös unbeeinflußter Pupille vorgenommen.

Die fünf Personen mit mittlerer oder hochgradiger Myopie waren:
(Pupillenweite unbeeinflußt)

1. Herr Klaus Uhl., 25 Jahre alt.
    Visus rechts: - 22,0 sph = 6/18 p, Visus links: - 20,0 sph = 6/8 p (Homatropin, Blende).
    Ophthalmologischer Status: bei etwas vertiefter Vorderkammer und beginnender Glaskörperverflüssigung waren die brechenden Medien im wesentlichen klar. Der Fundus zeigte beiderseits neben allgemeiner Rarefizierung des Pigmentblattes und der Aderhaut vereinzelte Pigmentinseln; am rechten Auge außerdem in der Richtung auf 11^{oo} bis 12^{oo} und 7^{oo} Uhr zu cystoide Veränderungen, die zum Teil den Verdacht auf das Vorliegen kleiner, präformierter Foramina rechtfertigten. Es fanden sich beiderseits myopische circumpapilläre Aderhautatrophien. Sehnerv und Makula waren von normaler Beschaffenheit. Die Gesichtsfeldprüfung ergab eine insgesamt konzentrische Einengung um etwa 10 bis 15° und eine Vergrößerung des blinden Flecks. In der Vorgeschichte waren den Vitamin- A- Haushalt beeinflussende Krankheiten nicht bekannt. (Nach Abschluß der Helladaptation wurde die oben ermittelte Korrektur gegeben.)

2. Herr Franz-Klaus Jan., 25 Jahre alt.
    Visus rechts: - 7,0 sph = 6/5, Visus links: - 8,0 sph = 6/5 p.
    Ophthalmoskopischer Befund bis auf einen schmalen, sichelförmigen Conus myopicus temporalis beiderseits regelrecht. Die Gesichtsfeldgrenzen entsprachen der Norm.
    Schwere Allgemeinerkrankungen waren nicht bekannt.

3. Fräulein Margarete Geh., 36 Jahre alt.
    Visus rechts: - 8,0 sph = 8/7,5 p, Visus links: - 10,0 sph - 1,0 cyl A 180° = 8/10.
    Ophthalmologischer Status: bei normalen Verhältnissen des vorgeschalteten dioptrischen Apparates fanden sich am Augenhintergrund geringe myopische Veränderungen, erkennbar aus der nasalen Superposition und der temporalen Conusbildung. Die Papille war gering physiologisch excaviert. Das Gesichtsfeld zeigte regelrechte Begrenzung. Die Patientin war in intern- stationärer Behandlung wegen anfallsweiser, linksseitiger Kopfschmerzen mit Erbrechen. (Der unsererseits bestehende Glaukomverdacht wurde durch zahlreiche Belastungsproben ausgeschlossen.) Die Diagnose war bei Abschluß unserer Versuchsreihe immer noch ungeklärt.

4. Herr Josef Mi., 19 Jahre alt.
    Visus beiderseits: - 12,0 sph = 8/7,5.
    Ophthalmoskopisch fanden sich bei normaler Beschaffenheit der vor-

deren Augenabschnitte geringgradige myopische Dehnungsveränderungen
in der Peripherie, sowie ein Conus temporalis links und ein Conus
circularis rechts. Macula und Sehnerv zeigten keine pathologischen
Veränderungen. Einige arterielle Netzhautgefäße wiesen außer einer
vermehrten Reflexzeichnung eine zarte Begleitstreifung auf. Das
Gunn'sche Überkreuzungsphänomen war mehrmals nachweisbar. Auch für
Farben waren die Gesichtsfeldgrenzen regelrecht.
Intern- medizinisch bestand bei einer erheblichen Adipositas und
einem Blutdruck nach Riva- Roci von 200/100 mm Hg und bei pluri-
glandulären Störungen der Verdacht auf Morbus Cushing.

5. Herr Dieter Schn., 21 Jahre alt.
   Visus rechts: - 28,0 sph = 6/18 p, Visus links: - 22,0 sph = 6/18.
   Die ophthalmologische Untersuchung ergab mehrere Begründungen für
   die gefundene Sehschärfenherabsetzung. Beiderseits fand sich, rechts
   mehr als links, eine beginnende sternförmige Trübung der hinteren
   Rinde im Sinne einer Cataracta complicata; der Glaskörper zeigte
   erhebliche degenerative Veränderungen mit Vakuolen- und Strangbil-
   dung, Vergröberung der Struktur, sowie einer Abhebung am hinteren
   Pol rechts. Am Fundus zeichnete sich ein beginnendes Macularleiden
   mit myopischen Dehnungsherden und einer parafoveolären Sanguination
   links ab. In der Peripherie, sowie circumpapillär dehnten sich
   großflächige Aderhautatrophien aus, zwischen denen immer wieder
   größere und kleinere fleckförmige Pigmentherde sichtbar wurden.
   Das Gesichtsfeld erschien geringfügig konzentrisch eingeengt; die
   Projektion des blinden Fleckes war vergrößert. Eine die Dunkelsehleistung herabsetzende Allgemeinerkrankung lag nicht vor.
   (Gläserkorrektur während der Dunkeladaptometrie.)

Die Untersuchungsergebnisse waren folgende:

a) Die Versuchspersonen Franz-Klaus Jan., Margarete Geh. und Josef Mi.
   mit einer stationären Myopie mittleren Grades, die zu nur geringfügigen, nicht als pathologisch zu deutenden Veränderungen am Augenhintergrund geführt hatte, verhielten sich wie unsere ophthalmologisch gesunden Normalpersonen. Ihre Adaptationskurven entsprachen
   denen der altersentsprechenden gesunden Vergleichsgruppe bzw. den
   altersentsprechenden Standardkurven nach FANKHAUSER und SCHMIDT.
   Ein Einfluß der Medikation im Sinne einer Hebung der physiologischen Dunkelsehleistung war sicher nicht vorhanden (als Beispiel
   s. Abb. 17).

b) Die Dunkelanpassungsvorgänge der Patienten Klaus Uhl. und Dieter
   Schn. mit einer hochgradigen, progressiven Myopie, die zu erheblichen pathologischen Veränderungen am Augenhintergrund und im Falle
   des zuletzt genannten Patienten zu dem Bild einer schweren degenerativen Erkrankung geführt hatte, waren, sowohl was die Geschwindigkeit des Adaptationsablaufes als auch das Aumaß der erreichten

Lichtempfindlichkeit anbelangt, deutlich herabgesetzt (verspätetes α, geringeres Ausmaß der Gesamtadaptation bzw. Hebung des Endschwellenwertes) (s. Abb 18).

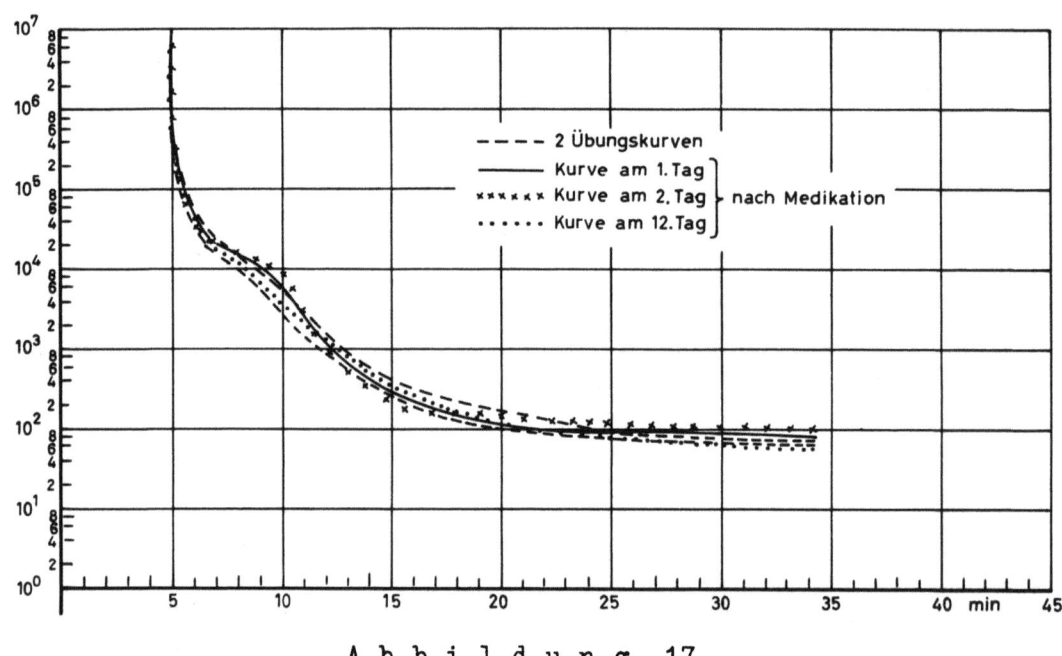

Abbildung 17

Versuchsreihe des Patienten Franz-Klaus Jan., 25 Jahre alt. Visus rechts: - 7,0 sph = 6/5, Visus links: - 8,0 sph = 6/5 p

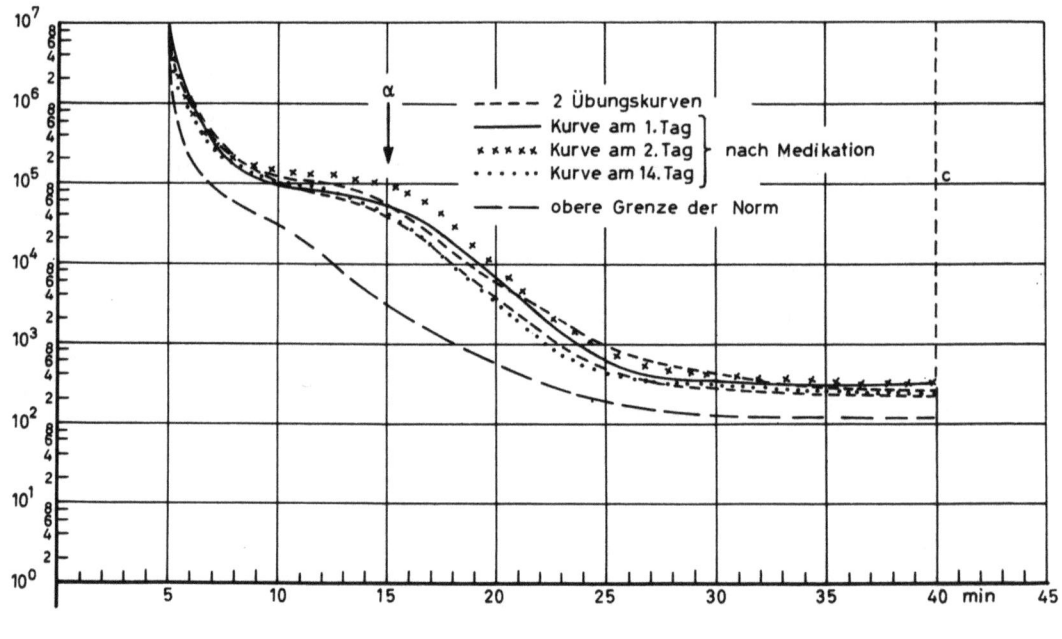

Abbildung 18

Versuchsreihe des Patienten Dieter Schn., 21 Jahre alt. Darunter die obere Normgrenze der altersentsprechenden Standardkurve nach FANKHAUSER und SCHMIDT

c) Der pathologisch veränderte Kurvenverlauf war in keinem Abschnitt medikamentös zu beeinflussen. Die Abweichungen der nach Medikation registrierten Kurven von der zuerst aufgenommenen Leerkurve übertrafen nicht die normale Schwankungsbreite der übrigen Leerkurven (s. Abb. 19).

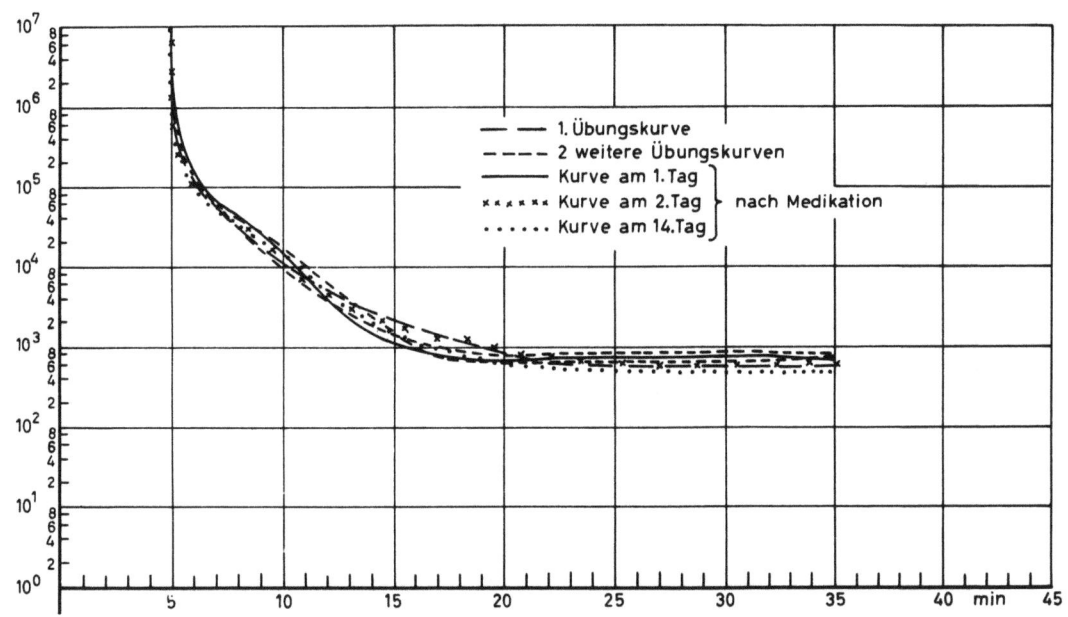

Abbildung 19
Versuchsreihe des Patienten Klaus Uhl., 25 Jahre alt, mit drei Leerkurven

d) Auch der Versuch der Medikationen über einen längeren Zeitraum mit einem Vielfachen des Tagesbedarfes führte nicht zu einer Besserung oder sogar zu einer Normalisierung der Funktionen des nächtlichen Sehens. Die Anpassungsvorgänge waren auch mit übernormal hohen Dosen nicht zu beschleunigen oder insgesamt zu heben. (Durchgeführt wurde der Versuch, indem an beide Patienten nach Abschluß der eigentlichen Versuchsreihe über einen Zeitraum von weiteren 2 Wochen täglich 5 Dragées appliziert und die Adaptationsabläufe nach dieser Zeit nochmals registriert wurden.) (Als Beispiel s. Abb. 20.)

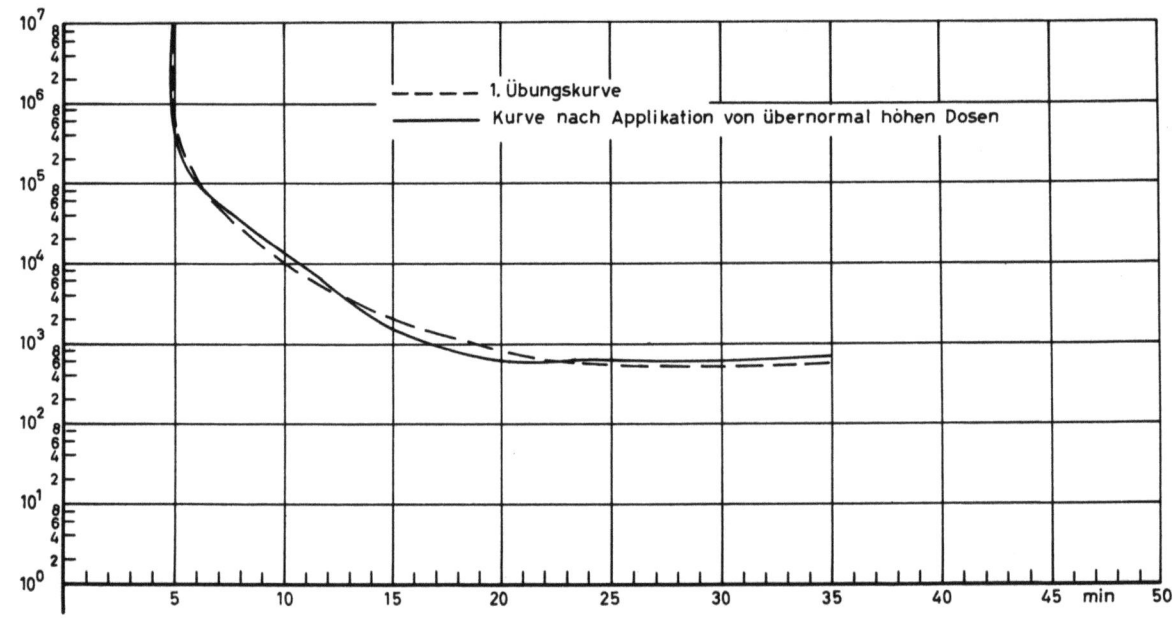

Abbildung 20

1. Leerkurve und Kurve nach Applikation von übernormal
hohen Dosen über einen Zeitraum von weiteren 2 Wochen
aus der Versuchsreihe des Patienten Klaus Uhl.

Irgendwelche Besonderheiten objektiver oder subjektiver Art kamen nicht vor, so daß wir uns den Untersuchungsergebnissen der sieben Versuchspersonen mit tapeto- retinalen Degenerationen zuwenden können. Es erklärten sich zu einer Untersuchung bereit:

1. Frau Jeanne Sla., 53 Jahre alt.
   Visus rechts: - 1,0 sph = 8/8, Visus links = 1/60, Gläser besserten nicht. Dunkelsehstörungen seit 4 bis 5 Jahren.
   Ophthalmologischer Status: bei regelrechten dioptrischen Verhältnissen rechts, einer Cataracta complicata links, sowie dem Zustand nach Strahlenkörperentzündung mit Irisatrophie beiderseits zeigte der Fundus beider Augen das Bild einer atypisch verlaufenden Pigmentatrophie aus dem Formenkreis der Retinitis pigmentosa. In der Peripherie der Netzhaut fanden sich ausgedehnte Pigmentverschiebungen, teils in Form von zarten grauen Veränderungen, teils als dicke Pigmentklumpen und Aufhellungsbezirke. Als typisches Zeichen der fortgeschrittenen aufsteigenden retinalen Degeneration fand sich eine wachsbleiche Atrophie der Sehnerven. Das Lumen der Gefäße war stark eingeengt, teilweise auch obliteriert. Die Gesichtsfeldprüfung ergab rechts bei hochgradiger Einschränkung für Farben eine geringe Einengung von peripher, links bei fehlender Farbwahrnehmung nur noch einen zentralen Gesichtsfeldrest bis zu 20° nasal und 30° temporal. Der Verdacht auf eine luetische Erkrankung wurde von interner Seite durch serologische Untersuchungen von Blut und Liquor

ausgeschlossen. Es erfolgte eine allgemein- interne Behandlung wegen rheumatischer Beschwerden.
(Untersuchung bei unbeeinflußter Pupillenweite.)

2. Frau Edith Schm., 31 Jahre alt.
Visus rechts: - 1,0 sph = 8/40, Visus links: - 1,0 sph = 4/24.
Schwere Nachtsehstörungen seit 10 Jahren.
Ophthalmoskopisch waren die vorderen Augenabschnitte intakt. Am Augenhintergrund fand sich eine wachsbleiche Papille mit stark eingeengten Gefäßen. Die Macula war beiderseits von wabigcystischer Beschaffenheit. In der Peripherie sah man zarte und gröbere Pigmentverschiebungen nach Art einer Tigerfellfleckung noch ohne Konfluenz. Die Gesichtsfeldeinschränkung war beiderseits gleich weit fortgeschritten: temporal von peripher bis 60°, nasal bis 30°, oben und unten bis 25°.
Schwere Allgemeinerkrankungen waren anamnestisch nicht bekannt.
(Untersuchung bei medikamentös erweiterter Pupille.)

3. Herr Adolf Kru., 58 Jahre alt.
Visus rechts: + 0,5 sph = 5/60, Visus links = 2/60, Gläser besserten nicht. Merkbare Dunkelsehstörung seit dem 30. Lebensjahr.
Ophthalmoskopisch fand sich bei normalen vorderen Augenabschnitten das Augenhintergrundsbild der Chorioideremie mit ihren primär an den Gefäßen der Aderhaut ansetzenden Störungen. Bei teils sklerotischen, teils obliterierten neben teilweise noch normalen Gefäßen sah man über den ganzen Fundus verteilt atrophische, gefäßstammzugehörige weiße Herde. Daneben fanden sich groß- und kleinfleckige, unregelmäßig begrenzte Pigmentherde und als weiteres Zeichen der Pigmententartung Pigmentstraßen entlang einiger Gefäße. Für ein fortgeschrittenes Stadium sprach die aszendierende wachsgelbe Sehnervenatrophie. Das Gesichtsfeld war konzentrisch um etwa 25° eingeengt.
Allgemeine, den Vitamin- A- Haushalt beeinflussende Erkrankungen waren nicht bekannt.
(Untersuchung bei unbeeinflußter Pupillenweite.)

4. Herr Kurt No., 38 Jahre alt.
Visus rechts: - 1,0 sph + 1,0 cyl A 146° = 6/8, Visus links: - 1,0 sph + 1,0 cyl A 140° = 6/8. Dunkelsehstörung seit der Kindheit.
Bei regelrechter Beschaffenheit der vorgeschalteten brechenden Medien zeigte der Augenhintergrund eine typische Verlaufsform der Retinitis pigmentosa mit bis in Zentrum reichenden, Knochenkörperchen ähnlichen Pigmentherden, wachsbleicher Papille und besonders in Papillennähe sklerotisch veränderten Gefäßen. Im Gesichtsfeld war das Stadium des Ringskotoms mit peripherer Einschränkung bereits überschritten und neben einem röhrenförmigen zentralen Ausschnitt nur noch eine schmale temporale Sichel erhalten.
Eine schwere Allgemeinerkrankung lag nicht vor.
(Untersuchung bei enger Pupille.)

5. Herr Siegfried Pu., 25 Jahre alt.
Visus beiderseits: - 1,0 sph = 6/12 p. Nachtsehstörung seit frühester Kindheit.
Die ophthalmologische Durchuntersuchung ergab bei regelrechtem vorderen Augenabschnitten, einer milchig- gelblichen, leicht unscharfen Papille, bei wabig-cystischen Veränderungen in der Makula und bei verengten Gefäßen ein Augenhintergrundsbild vom Pfeffer- und Salztypus. Dabei enthielt das Gesichtsfeld ein bis ans Zentrum

reichendes Ringskotom von 30° Breite. Der langjährig bestehende Verdacht auf das Vorliegen einer Chorioretinitis bei Lues congenita konnte niemals bestätigt werden und mußte schließlich auf Grund des genommenen Verlaufes endgültig zugunsten der Diagnose einer atypisch verlaufenden, degenerativen Pigmententartung der Netzhaut aufgegeben werden.
Allgemein- interne Erkrankungen lagen nicht vor.
(Untersuchung bei enger Pupille.)

6. Herr Hermann Her., 67 Jahre alt.
Visus beiderseits = 6/60, Gläser besserten nicht. Nachtsehstörungen seit 6 Jahren.
Bei beginnender hinterer Rindentrübung der Linse und sonst regelrechten Verhältnissen der vorderen Augenabschnitte zeigte die Spiegeluntersuchung des Augenhintergrundes das Bild einer heredodegenerativen Netzhauterkrankung im Sinne der Atrophia gyrata chorioideae et retinae mit gürtelförmiger Anordnung großflächiger Netzhaut- Aderhautatrophien, mit Pigmentverwerfungen sowie Pigmentstraßen entlang der zum Teil sklerosierten Gefäße. Die Papille war beiderseits blaß und von milchig- gelblicher Verfärbung; im Bereich der Macula fanden sich ausgedehnte pigmentierte, degenerative Veränderungen. Bei fehlender Farbwahrnehmung und einem Zentralskotom beiderseits waren die Gesichtsfeldgrenzen regelrecht. Intern bestand ein mittelschwerer Diabetes mellitus seit 10 Jahren, der zuletzt auf 3mal täglich 1 Tablette Nadisan bei entsprechender Diät gut eingestellt war.
(Untersuchung bei medikamentös erweiterter Pupille.)

7. Herr Heinz Hin., 40 Jahre alt.
Visus rechts: + 2,0 sph + 1,0 cyl A 110° = 6/36, Visus links: nur noch Wahrnehmung von Handbewegungen in 30 cm Abstand bei intakter Lichtprojektion. Dunkelsehstörung und Sehschärfenherabsetzung auch bei Tage seit etwa 2 Jahren.
Das ophthalmologische Untersuchungsergebnis war ein nicht sicher einzuordnendes degeneratives Krankheitsgeschehen, das bei einem sklerosierenden Gefäßprozeß am rechten Auge zu eigenartigen peripheren Pigmentverschiebungen mit kleinfleckigen Aufhellungsherden und Pigmentansammlungen, zu Pigmentverwerfungen in der Macula, sowie zu einer Sehnervenatrophie geführt hatte. Noch ausgeprägter waren die Veränderungen am linken Auge, wo es außerdem, vermutlich auf Grund von Schrumpfungsvorgängen an den Gefäßen, zu einer Abhebung der temperalen Netzhauthälfte mit dem entsprechenden nasalen Gesichtsfeldausfall gekommen war. Eine Cataracta complicata vervollständigte das Bild einer tiefgreifenden Permeabilitätsstörung. Die Gesichtsfeldgrenzen des rechten Auges entsprachen bei fehlender Farbwahrnehmung der Norm.
Schwere Allgemeinerkrankungen lagen nicht vor.
(Untersuchung bei medikamentös erweiterter Pupille.)

Die Untersuchungen der sieben Versuchspersonen mit degenerativen Netzhauterkrankungen gestalteten sich auf Grund der für diese Krankheitsgruppe charakteristischen schwergestörten Funktion des nächtlichen Sehens und der Einschränkung der Leistungen auch beim Tagessehen (z.B. Gesichtsfeld!) erwartungsgemäß besonders schwierig und zeitraubend. Den

Untersuchungsergebnissen dieser Gruppe haftet durch die Summierung von
mehreren, den Versuchsablauf möglicherweise beeinflussenden Unsicherheitsfaktoren (z.B. konkurrierende periphere Fixation einzelner noch
funktionstüchtiger Netzhautbezirke, zentrale Fixationsschwierigkeiten,
Nachbildstörungen, Photopsien usw.) eine größere Unsicherheitsquote
mit einer entsprechend ausgedehnteren subjektiven Fehlerbreite an. Auf
die tageszeitliche Vorverlegung der Versuche wurde bereits hingewiesen.
Bei der Medikation lag die Dosierung durchschnittlich höher als bei den
übrigen Versuchspersonen mit pathologisch verändertem Sehvermögen. Die
geringere Entscheidungssicherheit versuchten wir durch zahlreiche
Übungsversuche soweit zu kompensieren, bis sich ein immer wieder gleichartiges Kurvenbild als vergleichbare Ausgangskurve des Leerversuches
herauskristallisierte. Trotz vieler krankheitsgegebener Abweichungen
von dem zugrundegelegten Untersuchungsschema und trotz nicht immer
gleichartiger Resultate, soll der Versuch einer punktweisen Zusammenstellung der wichtigsten Untersuchungsergebnisse unternommen werden:

a) Dem Übungsfaktor kam bei den in gewohnter Umgebung und bei gewohnter Aufgabenstellung durch allmähliche Anpassung weniger behinderten,
   in ungewohnter Umgebung und bei ungewöhnlicher Forderung an das
   erkrankte Sehorgan oft sehr wesentlich behinderten Menschen, eine
   nicht zu vernachlässigende Rolle zu. Wenn allerdings Gewöhnung eingetreten war, kamen grobe Abweichungen von dem gesetzmäßigen, an die
   noch funktionstüchtigen Strukturen in der Netzhaut gebundenen Kurvenverlauf nicht mehr vor. Eine Abhängigkeit von der Schwere der
   Erkrankung sahen wir bei unserem kleinen Personenkreis nicht. Wir
   konnten im Gegenteil feststellen, daß einige schon in früher Kindheit erkrankte Personen mit erstaunlicher Sicherheit sich immer
   wieder auf den gleichen Kurvenverlauf festlegten (s. Abb. 21 und 22).

b) Die Reizschwellenkurve, bestimmt an der Unterscheidungsempfindlichkeit in einem bestimmten Adaptationszustand, lag erheblich über der
   oberen altersentsprechenden Normgrenze. Die Adaptationsvorgänge
   waren sowohl bezüglich der Geschwindigkeit ihrer Abläufe als auch
   des Ausmaßes der Gesamtadaptation herabgesetzt (s. Abb. 21 bis 29).

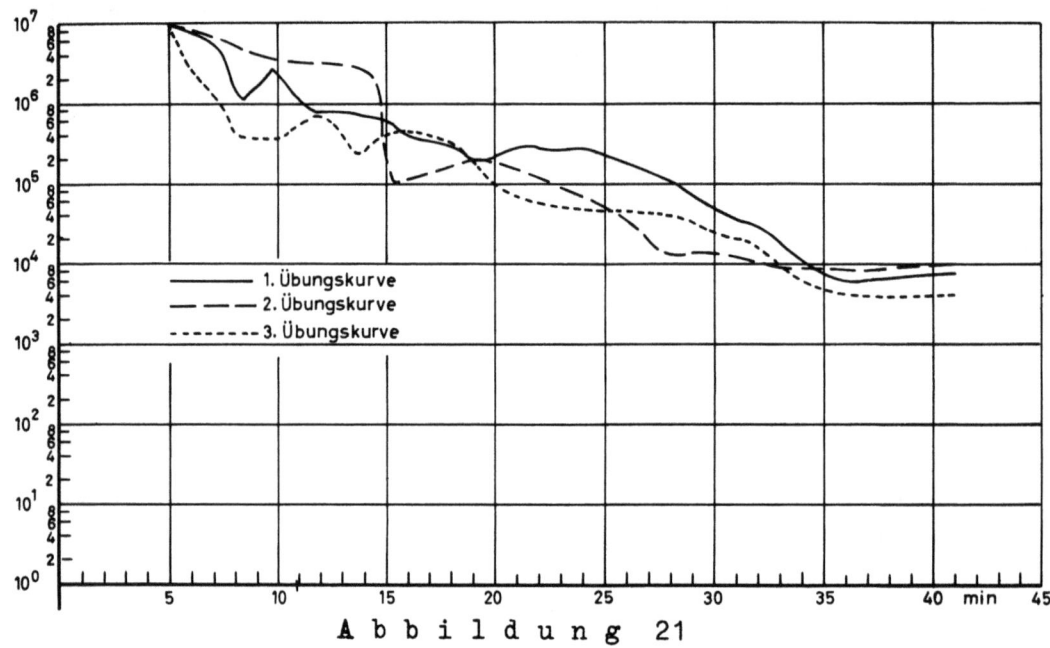

Abbildung 21

Die ersten Übungskurven der Patientin Jeanne Sla., welcher die Gewöhnung an den Untersuchungsvorgang erhebliche Schwierigkeiten bereitete. Die später gewonnenen Übungskurven zeigten dann einen ausgeglicheneren Verlauf. (S. auch Abb. 27 und 28.)

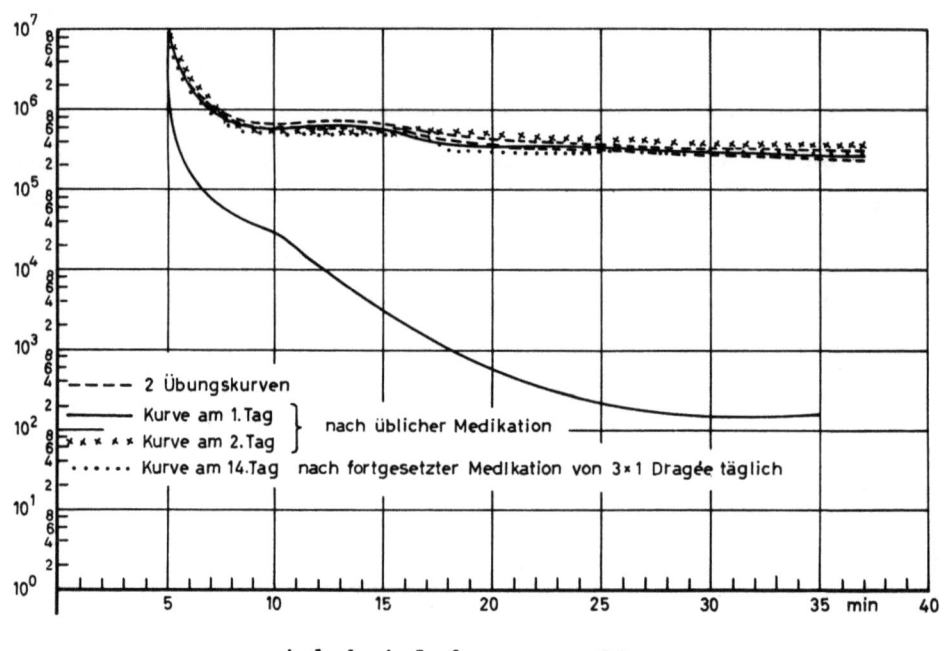

Abbildung 22

Übungskurven und Kurven nach Medikation des seit früher Kindheit an einer Retinitis pigmentosa erkrankten Patienten Kurt No., 38 Jahre alt. Darunter die altersentsprechende obere Normgrenze

Seite 50

c) Ein sicherer leistungshebender oder das Krankheitsgeschehen verbessernder Einfluß auf die Anpassungsvorgänge in der Netzhaut ließ sich nach Medikation in keinem Falle verifizieren:

1. Bei den Patienten Edith Schm. (s. Abb. 23), Kurt No. (s. Abb. 22), Siegfried Pu. (s. Abb. 24), Heinz Hin. (s. Abb. 25) und Adolf Kru. (s. Abb. 26) war der medikamentöse Einfluß auf Grund folgender Fakten eindeutig negativ: geringe, nicht das individuelle Maß überschreitende Streuung um die zugrundegelegte Leerkurve; Erreichen des immer wieder gleichen Endschwellenniveaus; Beibehaltung der Verlaufsrichtung (eventueller Einfluß auf die Geschwindigkeit der Abläufe) in allen Kurvenabschnitten.

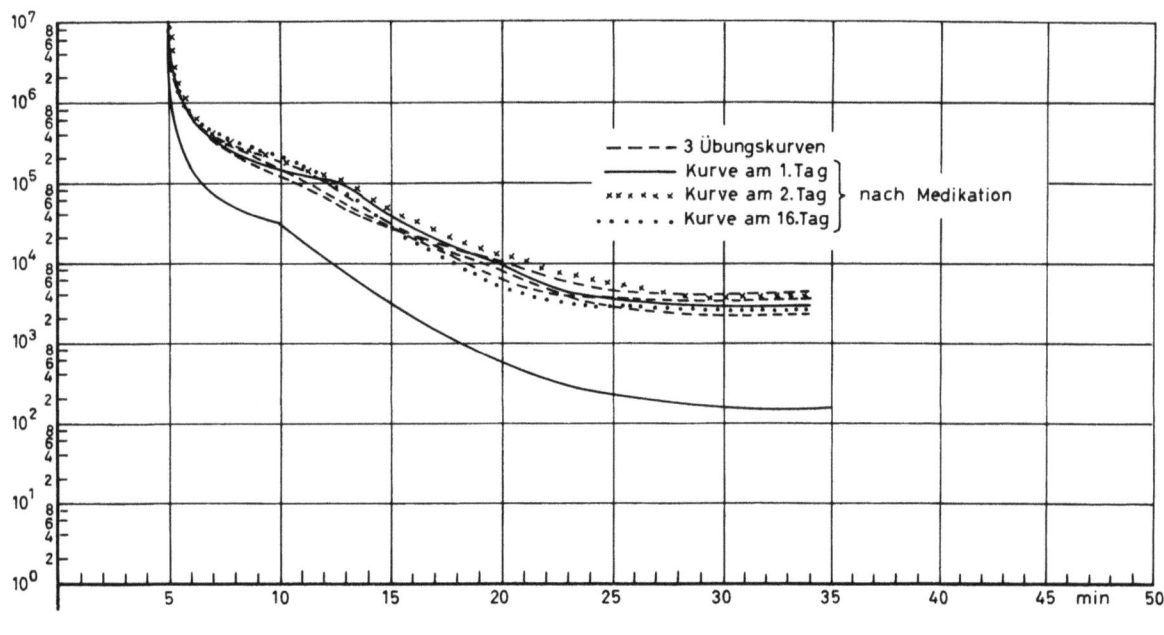

A b b i l d u n g 23

Versuchsreihe der Patientin Edith Schm., 31 Jahre alt.
Darunter die altersentsprechende obere Normgrenze

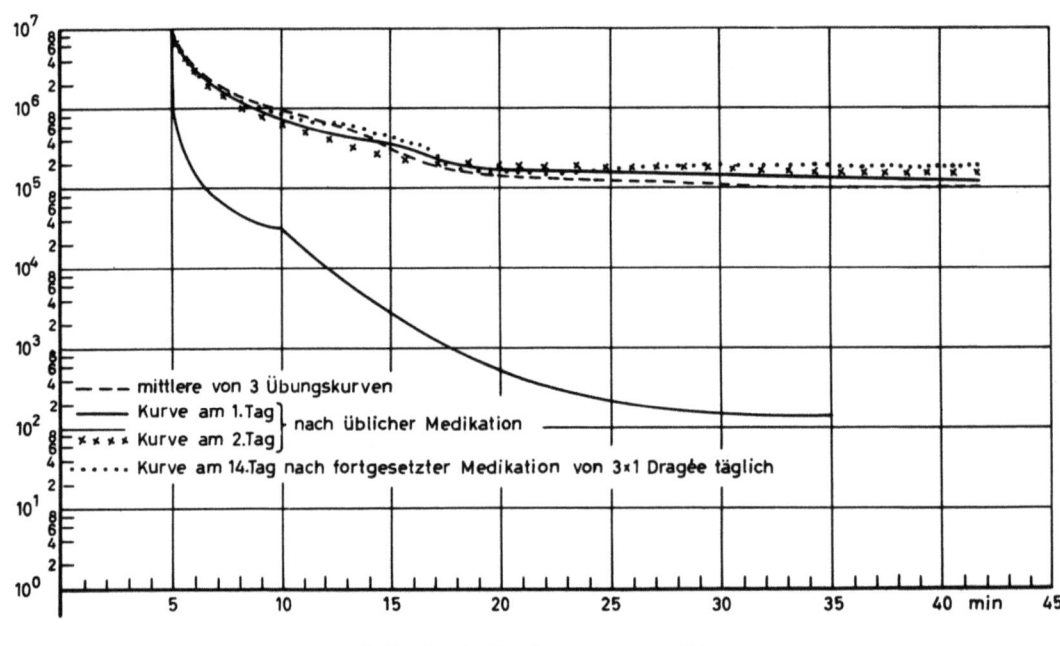

Abbildung 24

Versuchsreihe des Patienten Siegfried Pu., 25 Jahre alt.
Darunter die altersentsprechende obere Normgrenze

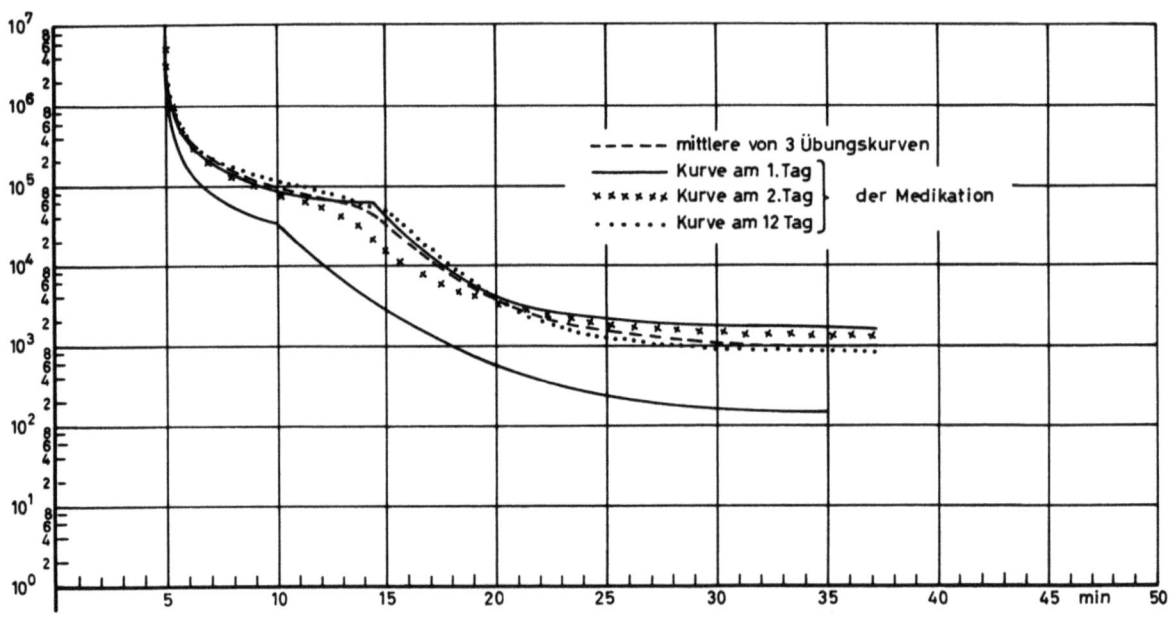

Abbildung 25

Versuchsreihe des Patienten Heinz Hin., 40 Jahre alt.
Darunter die altersentsprechende obere Normgrenze

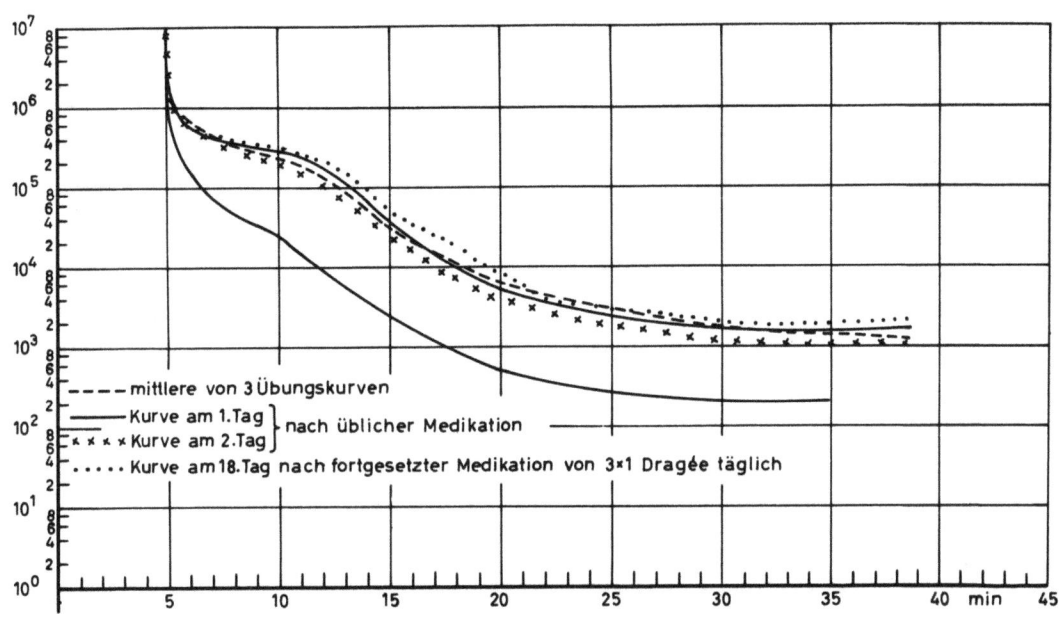

Abbildung 26

Versuchsreihe des Patienten Adolf Kru., 58 Jahre alt.
Darunter die altersentsprechende obere Normgrenze

2. Die bei der Patientin Jeanne Sla. in der ersten Versuchsreihe registrierte Reizschwellensenkung im Mittelstreckenbereich bei gleichbleibendem Endschwellenniveau ließ sich nicht eindeutig auf unsere Medikation zurückführen, da die Angaben von Frau Sla. schon bei den Übungsversuchen einen erheblichen Unsicherheitsgrad aufwiesen (s. Abb. 21) und da bei einer Wiederholung der Versuchsreihe nach 3monatiger Unterbrechung der Medikation dann auch bei den Leerversuchen die Reizschwellensenkung wiederholt werden konnte (s. Abb. 27 und 28).

3. Die bei dem Patienten Hermann Her. gefundene Senkung der Endschwelle nach einmal 1 Dragée Vidonoct am ersten Tag der Medikation bei übereinstimmendem Kurvenverlauf während der Sofortadaptation und im Mittelstreckenbereich mußte auf eine versehentlich aufgetretene Ungeneuigkeit bei der Helladaptation zurückgeführt werden. Bei der Wiedereichung des Adaptometers vor der nächsten Untersuchung stellte sich heraus, daß die Glühbirne von 40 Watt ausgefallen war, und wir mit großer Wahrscheinlichkeit die Helladaptation bei einer zu geringen Leuchtdichte vorgenommen hatten. Bei den folgenden Untersuchungen nach Medikation war die Endschwelle wieder gehoben (s. Abb. 29).

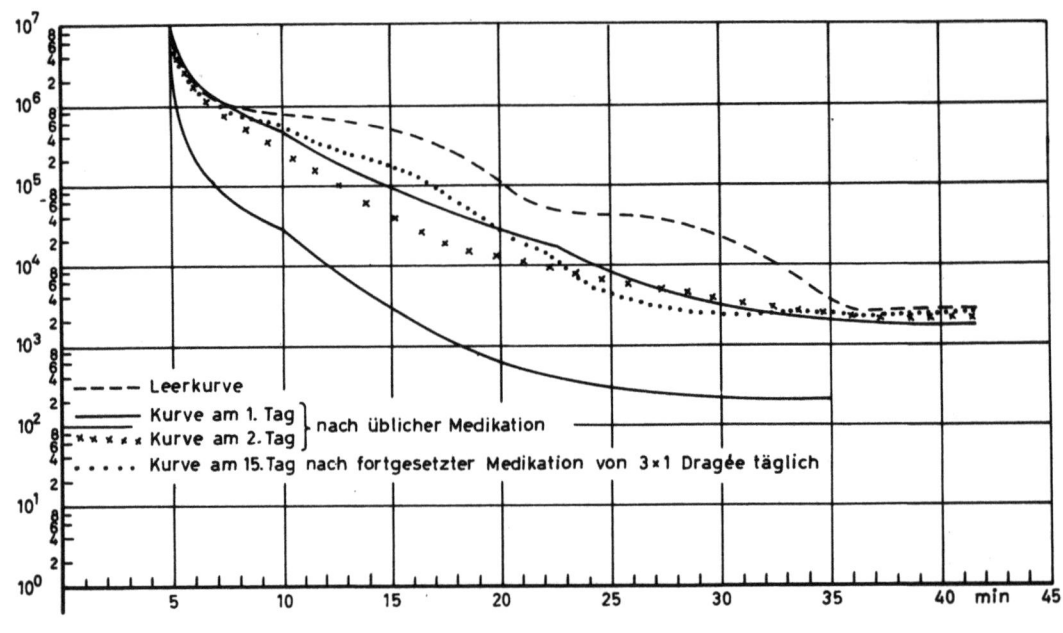

Abbildung 27

Erste Versuchsreihe der Patientin Jeanne Sla., 53 Jahre alt. Darunter die altersentsprechende obere Normgrenze

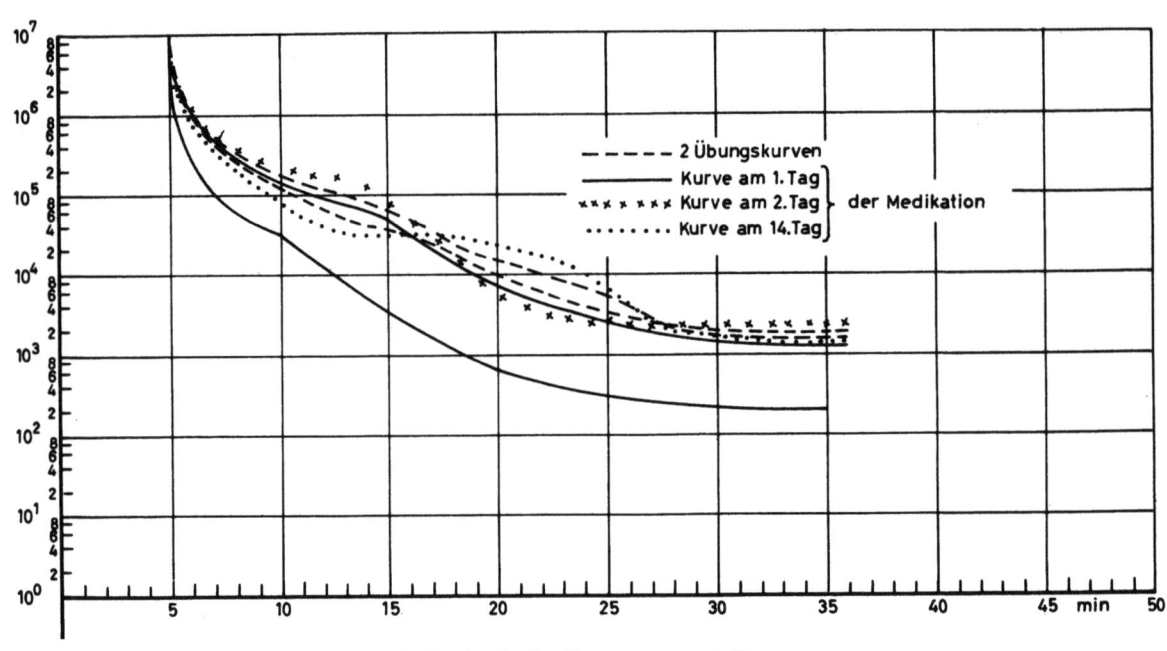

Abbildung 28

Zweite Versuchsreihe der Patientin Jeanne Sla. nach einer 3monatigen Unterbrechung der Medikation

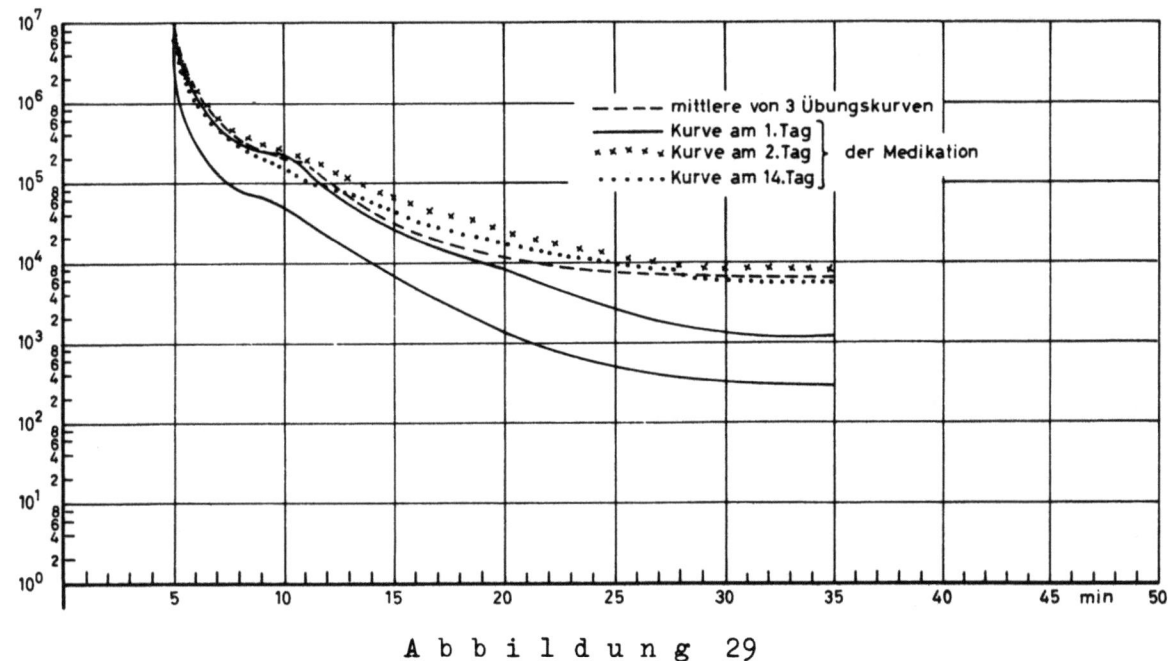

Abbildung 29

Versuchsreihe des Patienten Hermann Her., 67 Jahre alt.
Darunter die altersentsprechende obere Normgrenze

Das Gefühl einer subjektiven Besserung wurde von diesen doch wirklich schwer nachtsehgestörten Menschen weder spontan noch auf Befragen geäußert, so daß wir bei ebenfalls fehlender Objektivierung eines sicheren medikamentösen Einflusses auf das photochemische Geschehen in der Netzhaut uns mit berechtigter Skepsis der Untersuchung der
<u>drei Versuchspersonen mit postoperativem Zustand nach Netzhautablösung</u>
zuwandten, bei denen zumindest eine vorübergehende Störung der Trophik durch Trennung des für die Ernährung verantwortlichen Pigmentblattes vom Neuralephithel bestanden hatte (ein Stadium, das in der Ontogenese während der Einstülpung der Augenblase zum Augenbecher vorübergehend physiologisch auftritt):

1. Herr Hans Het., 30 Jahre alt.
   Visus z.Z. unserer Untersuchung rechts: - 18,0 sph = 6/36,
   Visus links = 6/60 ohne Korrektur.
   Bei der Klinikaufnahme bestand rechts eine totale Netzhautablösung, die ihren Ausgang von einem großen Hufeisenriß in Äquatornähe bei 5^{00} Uhr und mehreren Rundlöchern bei 6^{00} bis 9^{00} Uhr und bei 2^{00} Uhr genommen hatte, und die besonders in der unteren Netzhauthälfte sehr hochblasig war. Nach der circulären Aufnähung von 2 Polyviolplomben von 10^{00} über 1^{00} nach 4^{00} Uhr und von 4^{00} über 7^{00} nach 10^{00} Uhr, sowie der gezielten Diathermiekoagulation ein-

zelner Foramina lag die Netzhaut 14 Tage später überall wieder an.
Das Gesichtsfeld war insgesamt konzentrisch eingeengt. Die vorderen
Augenabschnitte zeigten keine pathologischen Veränderungen. Die
adaptometrische Untersuchung erfolgte monokular, so daß sich die
Befundbeschreibung des nichtuntersuchten linken Auges im Rahmen dieser Arbeit erübrigt.
Allgemein- interne Erkrankungen mit Störungen des Vitamin- A- Haushaltes waren nicht bekannt.

2. Herr Wilhelm Rö., 60 Jahre alt.
   Visus z.Z. unserer Untersuchung rechts: + 0,5 sph = 6/8, + 0,5 sph
   stenopäisch = 6/6 p, Visus links: + 0,5 sph = 6/5.
   Die Aufnahmeuntersuchung ergab bei regelrechten vorderen Augenabschnitten am rechten Auge eine flache Abhebung der Netzhaut in
   der temporalen Fundushälfte, für die ein peripher gelegener Lappenriß zwischen 10^{00} und 11^{00} Uhr als verantwortlich anzusehen war.
   Das Gesichtsfeld zeigte in entsprechender Projektion einen nasalen
   Ausfall, der bis zu etwa $20°$ an das Zentrum heranreichte, und der
   bei Vornahme unserer adaptometrischen Untersuchung, 14 Tage nach
   erfolgter Netzhautoperation durch Plombenaufnähung, durch Wiederanliegen der Netzhaut sich bis auf $40°$ nasal unten und $50°$ nasal
   oben zurückgebildet hatte. Die Untersuchung erfolgte monokular.
   Allgemein- intern bestand bei einer Kypho- Skoliose und einer
   Emphysembronchitis ein Cor pulmonale.

3. Herr Ernst Pas., 50 Jahre alt.
   Visus z.Z. unserer Untersuchung rechts: Amaurose bei Sekundärglaukom, Visus links: - 12,5 sph = 6/36.
   Bei der Erhebung des Aufnahmebefundes sah man ophthalmoskopisch
   eine faltige Netzhautablösung im gesamten oberen nasalen Quadranten,
   die die Mittellinie nach unten zu überschritt, und einen kleinen,
   in einer Falte versteckt liegenden Hufeisenriß bei 11^{00} Uhr peripher.
   Die Gesichtsfeldprüfung ergab einen entgegengesetzt liegenden Ausfall im temporalen unteren Quadranten, der sich bei der Durchführung
   unserer monokularen adaptometrischen Untersuchung, 4 Wochen im Anschluß an die Netzhautoperation mit Aufnähen von zwei Plomben und
   2 Wochen nach deren erforderlich gewordener Entfernung, zurückgebildet hatte. Der Verdacht auf ein Glaucoma chronicum simplex konnte
   nicht bestätigt werden.
   Schwere Allgemeinerkrankungen waren anamnestisch nicht bekannt.

Die Untersuchung dieser kleinen Gruppe unterschied sich in ihrer schematischen Anordnung nicht von der der beiden gesunden Vergleichsgruppen.
Die Versuche konnten in üblichen Zeitabständen und mit der üblichen Dosierung vorgenommen werden. Als Konzession an die klinischen Behandlungs- und Beobachtungserfordernisse wurden die Adaptationsvorgänge
alle bei maximal erweiterter Pupille registriert. Die Untersuchungsergebnisse entsprachen unseren Erwartungen:

a) Die Abwicklung der Adaptationsvorgänge war insgesamt verlangsamt,
   führte aber nach einem entsprechend längeren Zeitraum zu einem fast
   normalen Endschwellenniveau (verspätetes α, flacherer Kurvenverlauf)
   (s. Abb. 30).

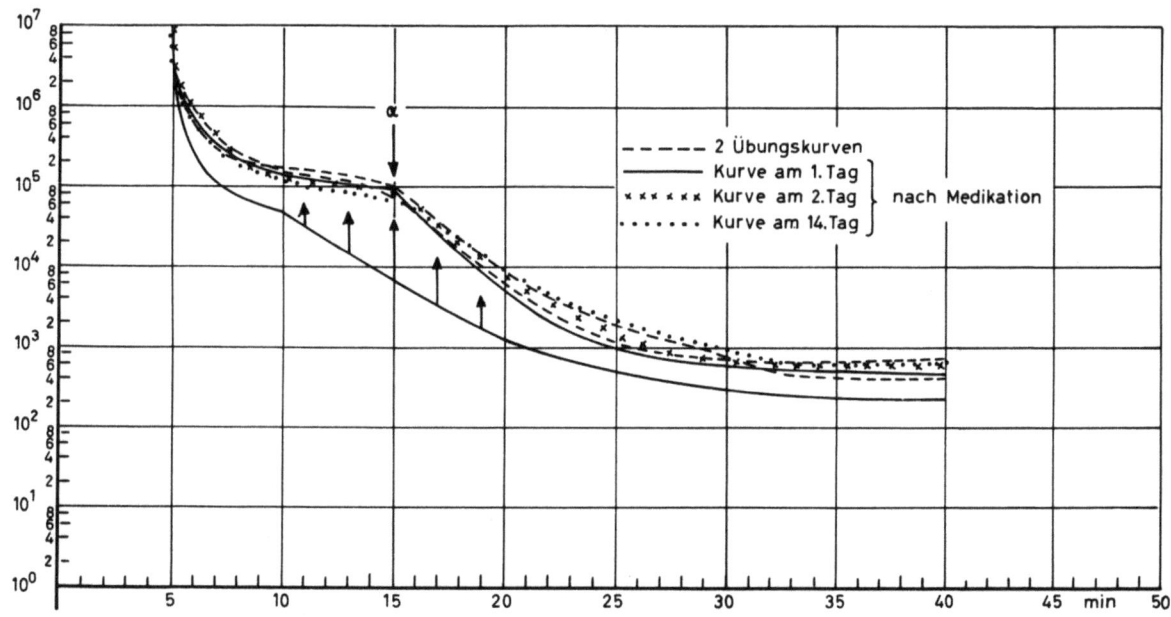

Abbildung 30
Versuchsreihe des Patienten Wilhelm Rö., 60 Jahre alt.
(Beachte verspätetes α, ↑ Hebung der Mittelstrecke).
Darunter die altersentsprechende obere Normgrenze

b) die Herabsetzung der Anpassungsvorgänge war erheblicher bei schon vor der Ablösung schwer geschädigter Netzhaut, z.B. Myopia magna (s. Abb 31).

c) Der Einfluß des Übungsfaktors ließ sich bei unserer kleinen Personenzahl nicht beurteilen.

d) Ein Einfluß der Medikation war bei der Erst- und Zweituntersuchung sicher nicht vorhanden (s. Abb. 30, 31 und 32).

e) Die nach 14tätiger Medikation registrierte Reizschwellenwenkung in der Versuchsreihe des Patienten Hans Het. wußten wir nicht sicher auf den Einfluß des Medikamentes oder auf den von unserer Medikation unabhängig fortschreitenden Heilungsablauf mit auch eintretender Besserung und Normalisierung der trophischen Verhältnisse zwischen Pigmentblatt und Sinneszellschicht zurückzuführen. Eine Wiederholung der Untersuchung nach einem längeren medikationsfreien Intervall war uns durch die ungünstigen äußeren Gegebenheiten bei dem aus der

Mainzer Universitäts- Augenklinik zu uns verlegten und später in die dortige ambulante Behandlung zurücküberwiesenen Patienten leider unmöglich (s. Abb. 31).

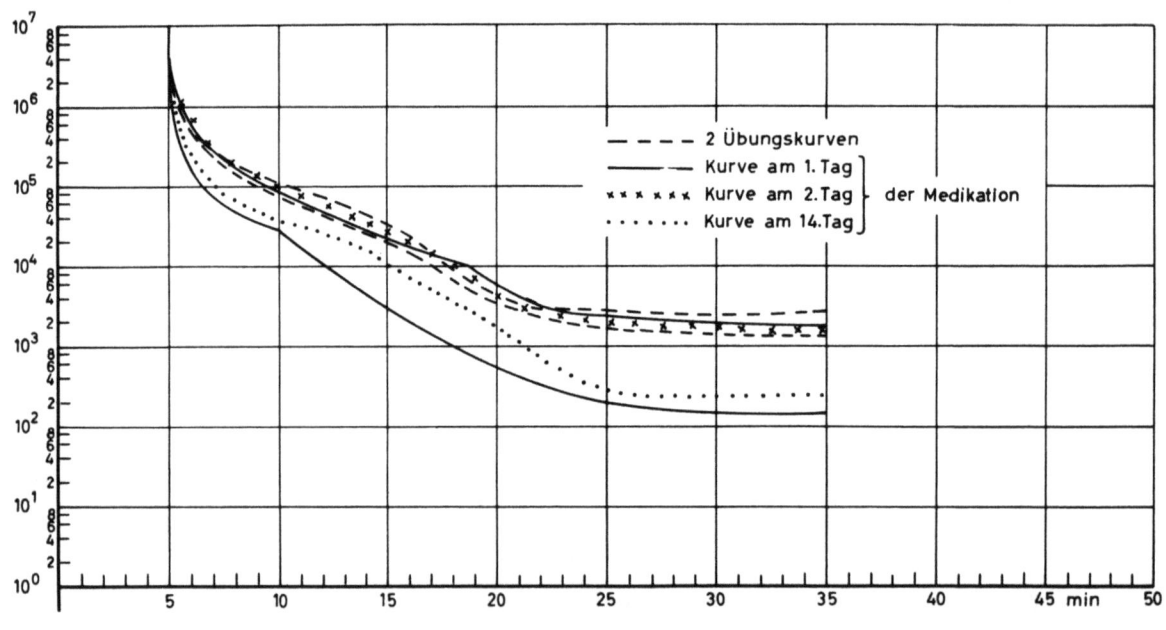

Abbildung 31

Versuchsreihe des Patienten Hans Het., 30 Jahre alt.
Darunter die altersentsprechende obere Normgrenze

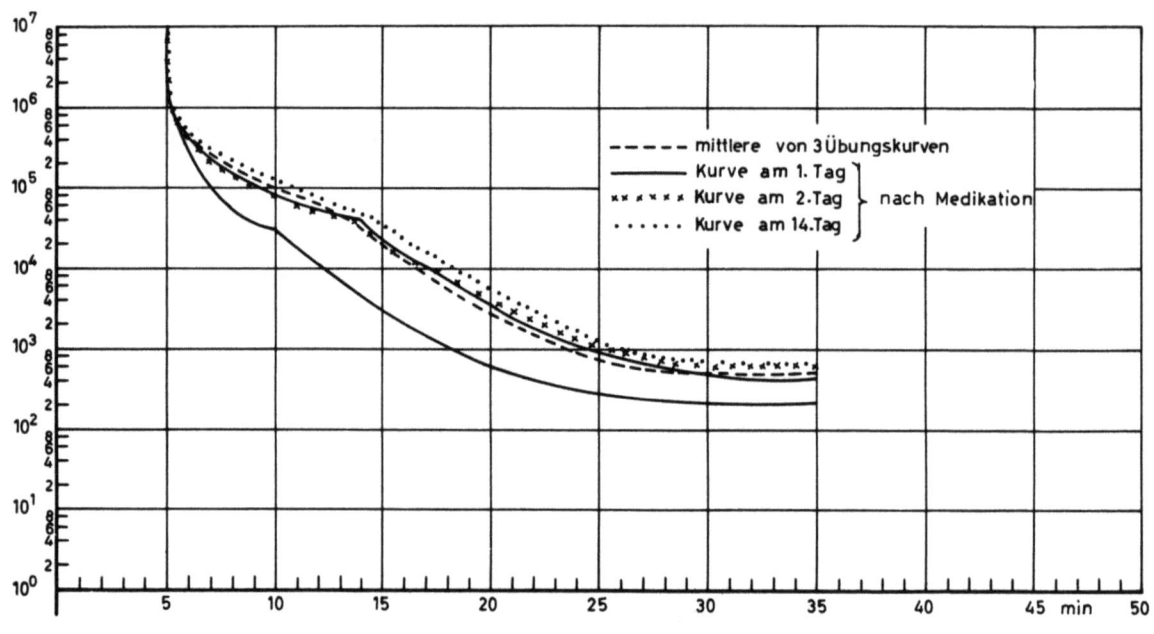

Abbildung 32

Versuchsreihe des Patienten Ernst Pas., 50 Jahre alt.
Darunter die altersentsprechende obere Normgrenze

f) Eine Hebung der Reizschwelle im Mittelstreckenbereich mußte nach späterer Erfahrung zum Teil auf die Pupillenerweiterung und die damit veränderten Ausbleichungsbedingungen während der Helladaptation und nicht nur auf die krankheitsbedingte Herabsetzung der Anpassungsvorgänge zurückgeführt werden. (s. nachstehend unter "Besondere Fragestellungen".) (S. Abb. 30.)

Zu einer Störung der lokalen Stoffwechselvorgänge in der Netzhaut muß es immer dann kommen, wenn in irgend einer Weise das Pigmentblatt, sei es primär oder sekundär, in ein Krankheitsgeschehen miteinbegriffen ist. So interessierte uns, nachdem wir die Anpassungsvorgänge bei bleibenden <u>degenerativen</u> Veränderungen und <u>passageren</u> Diffusionsstörungen bei der Trennung von Pigmentblatt und Sinnesepithel kennengelernt hatten, das Verhalten der <u>entzündlich</u> geschädigten Netzhaut beim Dunkelsehen bzw. der medikamentöse Einfluß auf eine entzündlich bedingte Herabsetzung der Anpassungsmöglichkeiten. Die Gelegenheit zu einer Untersuchung <u>in zwei Fällen von abgeheilter und in einem von noch florider Chorioiditis</u> boten uns die Ptienten:

1. Herr Friedrich Vo., 36 Jahre alt.
   Visus rechts: - 3,5 sph - 0,5 cyl A 165° = 8/8, Visus links: - 3,0 sph = 1/60 p.
   Bei normalen vorderen Augenabschnitten zeigte der Augenhintergrund das Bild einer typisch defektgeheilten Chorioiditis disseminata mit über den ganzen Fundus verteilten, großflächigen, teils von Pigmentsäumen begrenzten, scharf demarkierten Netzhaut- Aderhautatrophien mit darüber hinwegziehenden, sichtbar gewordenen Lederhautgefäßen, mit Herden von Pigmentballungen einerseits und Pigmentschwund andererseits. Die Papille war beiderseits scharf begrenzt; im Bereich der Macula des linken Auges fanden sich schollige Pigmentveränderungen sowie weiße Degenerationsherde. Die Gesichtsfeldverhältnisse waren regelrecht. Allgemein- interne Erkrankungen lagen z.Z. unserer Untersuchungen nicht vor. Die binokularen adaptometrischen Untersuchungen wurden bei enger Pupille vorgenommen.

2. Herr Heinrich Of., 40 Jahre alt.
   Visus rechts: + 0,5 sph = 6/6, Visus links: + 1,0 sph = 6/6.
   Ophthalmoskopisch bot sich ebenfalls das Bild der abgeheilten Chorioiditis disseminata mit ihren scharf demarkierten atrophischen Herden, mit der aufgelösten Pigmentstruktur und den durchschimmernden Lederhautgefäßen. Papille und Macula waren von normaler Beschaffenheit. Die Gesichtsfeldgrenzen entsprachen der Norm.
   1940 war letztmalig ein rheumatischer Schub mit Anschwellung der großen Gelenke aufgetreten.
   (Untersuchung bei enger Pupille)

3. Herr Josef Dre., 30 Jahre alt.
   Visus z.Z. unserer Untersuchung rechts: + 2,0 sph = 6/12,
   Visus links: + 3,75 sph = 6/12 p.

Wegen immer noch bestehender Glaskörpertrübungen infolge von entzündlichen Ausschwitzungen war die Beurteilung des Augenhintergrundes erschwert. Die Papille erschien unscharf begrenzt; die Macula zeigte, soweit beurteilbar, regelrechtes Aussehen. Neben einzelnen, sicher alten chorioretinitischen Herden sah man diffus über den ganzen Fundus verteilt teils frischere teils ältere verwaschene Herde mit entzündlicher Infiltration oder beginnender Pigmentierung. Die Gesichtsfeldgrenzen waren regelrecht. Bei schon seit 1955 bestehender rheumatischer Anamnese mit 1957 durchgeführter Tonsillektomie und 1959 erfolgter Zahnsanierung war gerade wieder ein neuer Schub abgelaufen.
(Binokulare Untersuchung bei medikamentös erweiterter Pupille.)

Die Ergebnisse dieses Untersuchungsabschnittes, bei welchem keine Abweichungen von dem aufgestellten Schema notwendig wurden, waren einheitlich und eindeutig:

a) Die Reizschwellenkurven aller 3 Patienten lagen in nur geringem Abstand über der oberen altersentsprechenden Normgrenze nach **FANKHAUSER** und **SCHMIDT** (s. Abb. 33 bis 35).

b) Dem Übungsfaktor kam nur eine untergeordnete Bedeutung zu (s. Abb. 33 bis 35).

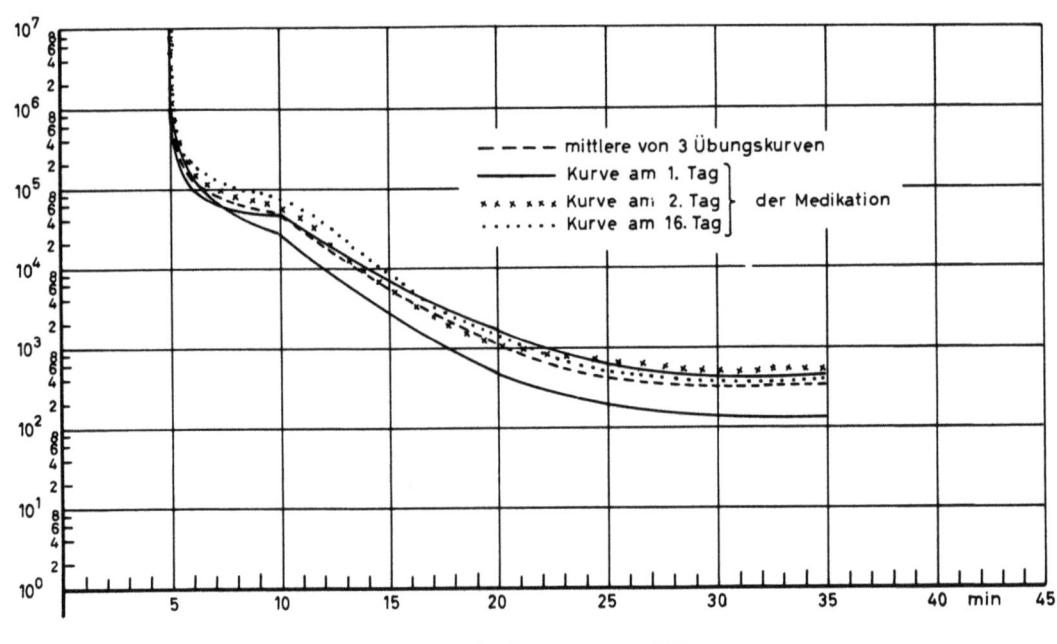

A b b i l d u n g 33

Versuchsreihe des Patienten Friedrich Vo., 36 Jahre alt.
Darunter die altersentsprechende obere Normgrenze

c) Die Medikation brachte weder bei der Erst- noch Zweit- noch Spätuntersuchung eine Besserung oder Normalisierung der Nachtsehleistung (s. Abb. 33 bis 35).

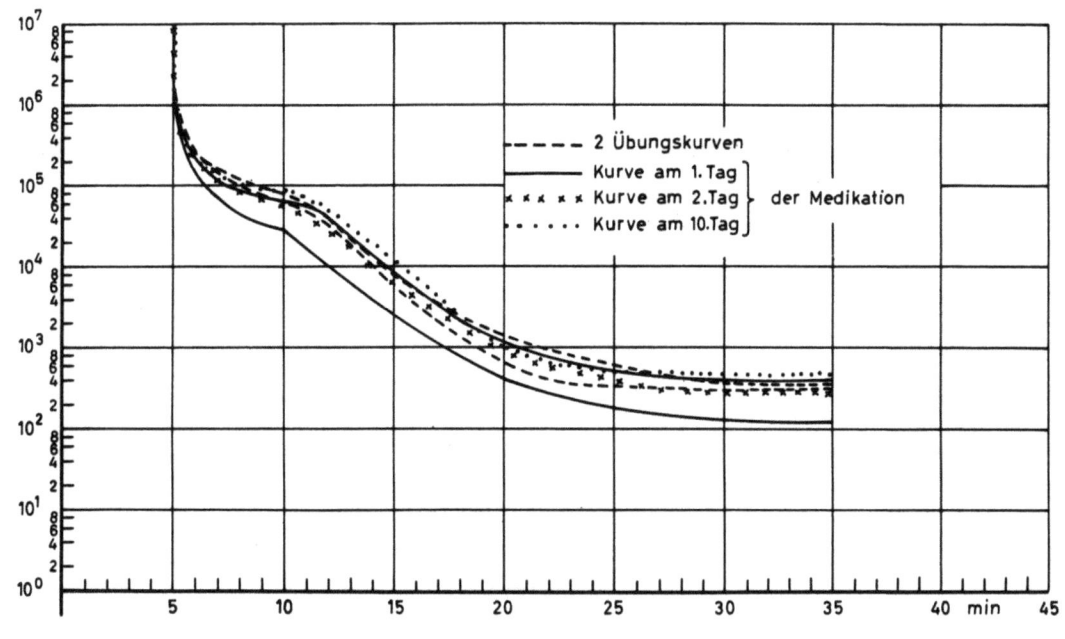

Abbildung 34

Versuchsreihe des Patienten Heinrich Of., 40 Jahre alt.
Darunter die altersentsprechende obere Normgrenze

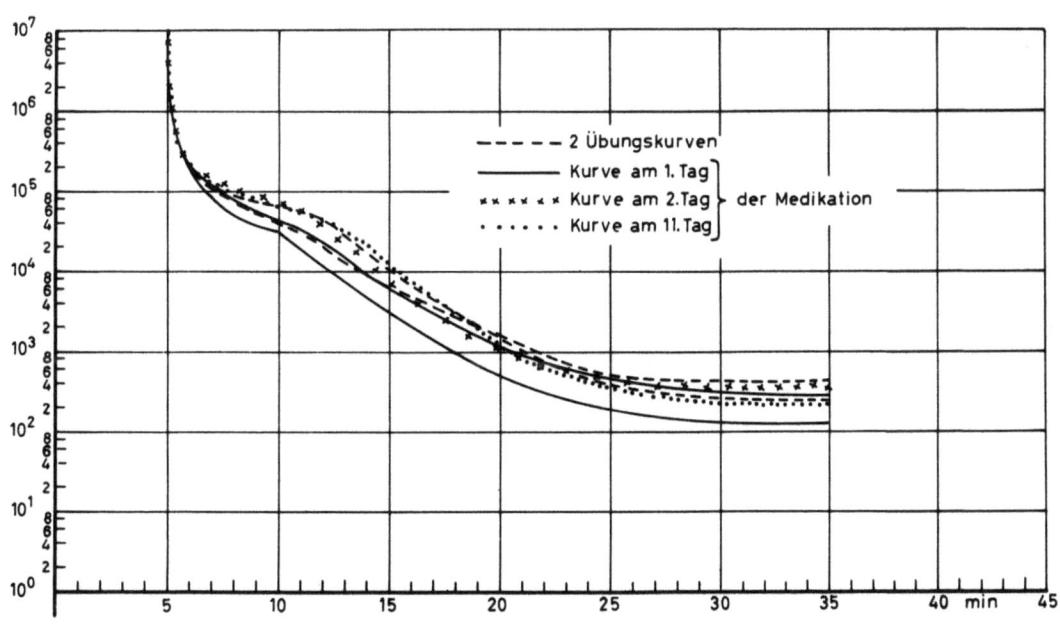

Abbildung 35

Versuchsreihe des Patienten Josef Dre., 30 Jahre alt.
Darunter die altersentsprechende obere Normgrenze

Die seit einigen Jahren auch in der Düsseldorfer Akademie- Augenklinik geübte Behandlung bestimmter Netzhautveränderungen durch die von MEYER- SCHWICKERATH entwickelte Methode der Lichtkoagulation gab die Anregung, die Untersuchung von einigen Patienten anzuschließen, deren Netzhaut infolge der oben genannten Behandlungsart Lichtquantitäten ausgesetzt war, die besonders im Hinblick auf Einwirkungsdauer und Intensität für das menschliche Auge ungewöhnlich massiv sind. Es interessierte uns, ob es zu einer vielleicht länger bestehenbleibenden Störung im normalen Ablauf der Anpassungsvorgänge gekommen war, und wie weit eine medikamentöse Beeinflussung in Frage kam. Die Möglichkeit zur Untersuchung ergab sich zunächst <u>in zwei Fällen von cystoid- degenerativen Netzhautveränderungen, 14 Tage nach prophylaktischer Lichtkoagulation</u> bei den Patienten:

1. Reinhold Per., 21 Jahre alt.
   Visus z.Z. unserer Untersuchung rechts: - 7,5 sph = 8/8,
   Visus links: - 10,0 sph = 1/12.
   Bei dem zur Operation einer Netzhautablösung am linken Auge aufgenommenen Patienten fanden sich bei der ophthalmologischen Durchuntersuchung bei regelrechtem Befund der vorderen Augenabschnitte am rechten Auge neben nur geringen zentralen myopischen Dehnungsveränderungen cystoid- degenerative Areale mit zum Teil lochverdächtigen Stellen im gesamten temporalen Ausschnitt der Circumferrenz. Sehnerv und Macula waren unauffällig. Die Gesichtsfeldgrenzen entsprachen der Norm. Die adaptometrische Untersuchung des rechten Auges erfolgte bei enger Pupille.
   Allgemein- interne Erkrankungen, die zur Störung des Vitamin- A- Haushaltes führen können, waren nicht zu eruieren.

2. Herr Philipp Hem., 52 Jahre alt.
   Visus rechts: - 1,0 sph + 2,0 cyl A 150° = 6/12; links Anophthalmus nach Panophthalmie in der Kindheit.
   Die ophthalmoskopische Untersuchung ergab keine Erklärung für die gefundene Sehschärfenherabsetzung des verbliebenen rechten Auges (Amblyopie?). Papille und Macula zeigten normales Aussehen. In der Peripherie kam zwischen 8^{00} bis 10^{00} Uhr ein degenerativ-cystisches Netzhautareal mit einer Lochbildung bei 9^{00} Uhr zur Darstellung.
   Die Gesichtsfeldbegrenzung war intakt.
   Schwere Allgemeinerkrankungen lagen nicht vor.
   (Untersuchung bei enger Pupille.)

Später bot sich noch die Gelegenheit zur adaptometrischen Untersuchung einer vorher gesunden Netzhaut <u>in einem Fall von Doppelperforation, 14 Tage nach therapeutischer Lichtkoagulation</u> als sich der Patient:

   Herr Rudolf Hab., 18 Jahre alt,
   zur Teilnahme an unseren Versuchen bereit erklärte.

Sein ophthalmologischer Befund links war z.Z. unserer Untersuchungen
bei gesundem rechten Auge: herabgesetzter Visus auf 6/12 bis 6/8 p
ohne Korrektur infolge noch nicht vollständig resorbierter zentraler Blutung. In der nasalen Bulbushälfte sah man die Eintritts- und
Austrittsstelle des perforierten Fremdkörpers entsprechend der
Durchschlagsrichtung vor dem Äquator und schräg gegenüber neben der
Papille gelegen, circulär durch Lichtkoagulationsherde abgeriegelt.
Sehnerv und Macula waren unbeteiligt. Den verletzten Netzhautstellen entsprechende Gesichtsfeldausfälle konnten nicht erfaßt werden.
Die adaptometrische Untersuchung des linken Auges erfolgte bei
erweiterter Pupille.
Allgemeinerkrankungen schwererer Art waren anamnestisch nicht bekannt.

Schon bei der Aufnahme der Übungskurven konnte mit einem in Bezug auf die bisher gewonnenen Erfahrungen überraschend erscheinenden Ergebnis nicht mehr gerechnet werden. Das Resultat der trotzdem zu Ende geführten Versuchsreihe war:

a) Der Verlauf der Adaptationskurven der bei enger Pupille untersuchten Patienten Philipp Hem. und Reinhold Per. entsprach schon im Leerversuch dem Kurvenablauf einer ophthalmologisch gesunden Versuchsperson aus der entsprechenden Altersklasse (s. Abb. 36 und 37).

b) Entsprechend allen vergleichbaren Vorversuchen war durch Medikation kein Einfluß auf die Dunkelanpassungsvorgänge zu nehmen, weder im Sinne einer Beschleunigung der Abläufe noch einer Zunahme der Gesamtadaptation (s. Abb. 36 und 37).

c) Der Verlauf der Adaptationskurven des bei weit gestellter Pupille untersuchten Patienten Rudolf Hab. war im Mittelstreckenbereich gehoben, sowie wir es immer wieder nach Pupillenerweiterung gefunden haben (s. nachstehend unter Einfluß der Pupillenweite). Das Ausmaß der Gesamtadaptation entsprach der Norm (s. Abb. 38).

d) Der Kurvenverlauf auch des zuletzt genannten Patienten blieb nach Medikation unverändert (s. Abb. 38).

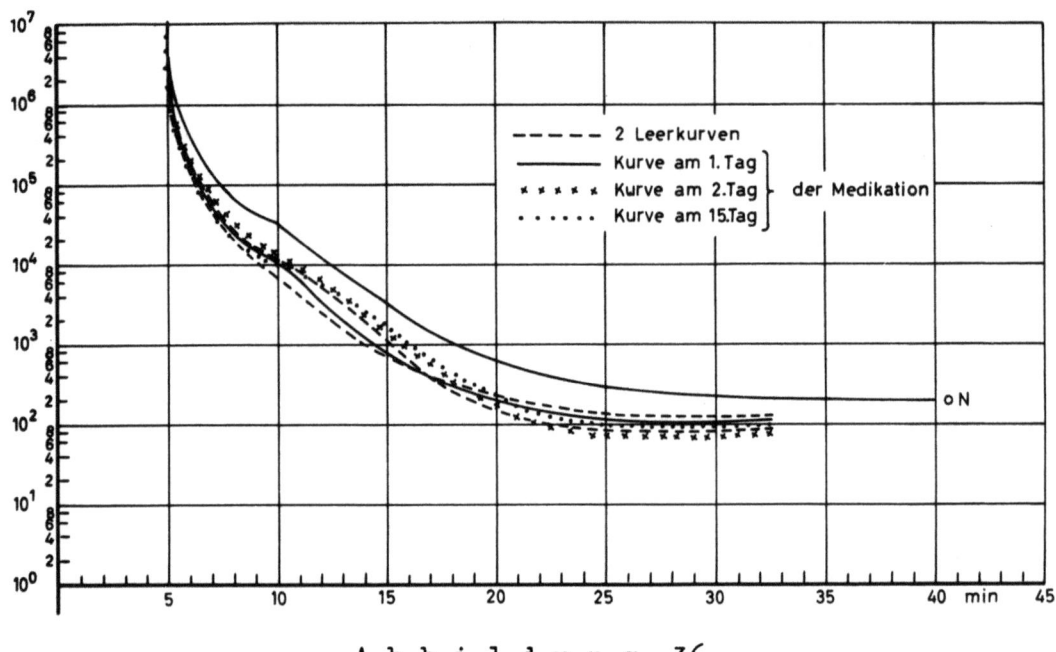

Abbildung 36

Versuchsreihe des Patienten Philipp Hem., 52 Jahre alt.
Zum Vergleich dazu die altersentsprechende obere Normgrenze (oN)

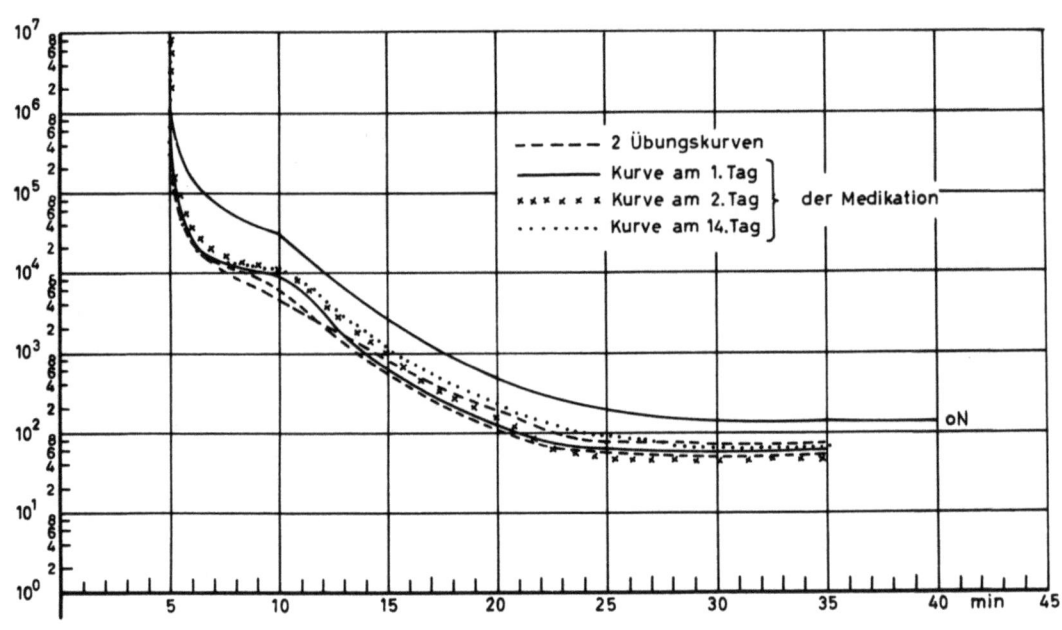

Abbildung 37

Versuchsreihe des Patienten Reinhold Per., 21 Jahre alt.
Zum Vergleich dazu die altersentsprechende obere Normgrenze (oN)

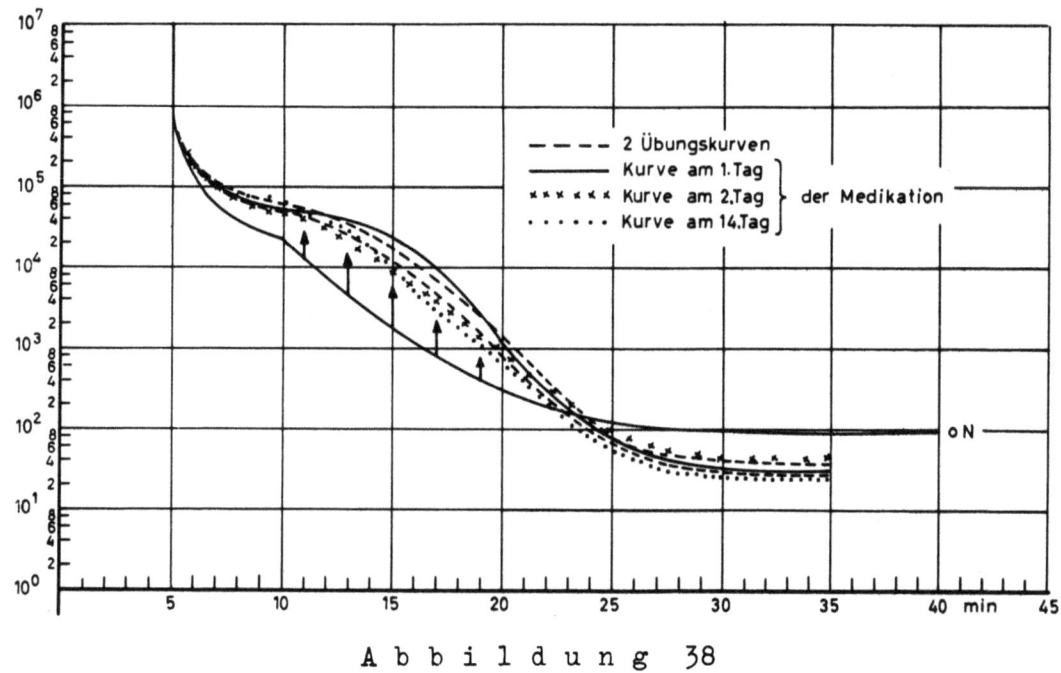

Abbildung 38

Versuchsreihe des Patienten Rudolf Hab., 18 Jahre alt.

(Beachte Hebung der Mittelstrecke ↑.)

Zum Vergleich dazu die altersentsprechende obere Normgrenze (oN)

Vor Abschluß der Abhandlung der experimentellen Ergebnisse möchten wir anhangsweise noch die Auswertung von zwei Fragen nachtragen, die zwar in ihrer nachstehenden Zusammenstellung nicht mehr zur Klärung unseres Fragenkomplexes beitragen, die uns aber bei der Ausführung unserer Untersuchungen beschäftigt hatten und zumindest bei deren Beginn noch nicht eindeutig geklärt schienen.

V. Besondere Fragestellungen

1. Der Einfluß der Pupillenweite auf den Kurvenverlauf

Bei der Behandlung der Anpassungsvorgänge des menschlichen Auges wiesen wir immer wieder auf das Geschehen in der Netzhaut und seine Abhängigkeit von der einfallenden Lichtmenge hin, ohne dabei auf die wichtigen Funktionen des subtil arbeitenden Blendenmechanismus der Pupille einzugehen, der uns doch gerade bezüglich der Regulation des für die Ausbleichung des Sehpurpurs verantwortlichen Lichtquantums von besonderer Bedeutung sein sollte. In der Tat kommt ihm auch ein nicht zu unterschätzender Anteil bei den Adaptationsvorgängen zu. Wir durften ihn aber insofern vernachlässigen, als es uns ja nur um die Relation innerhalb der Versuchsreihe des Einzelpatienten und nicht um den Vergleich der Adaptationsleistung einzelner Versuchspersonen ging, und es daher durchaus genügte, festzustellen, ob ein bei entweder enger oder erweiterter Pupille registrierter physiologischer oder pathologischer Kurvenverlauf unter den gleichen Bedingungen bezüglich des Lichteinfalls durch Medikation zu beeinflussen war. Trotzdem wollten wir klären, ob die mehrmals gefundene Hebung der Mittelstrecke bei der Untersuchung von Patienten mit erweiterter Pupille während der Durchführung unserer Versuche eine Folge der veränderten Bedingungen bei der Helladaptation oder ein sich wiederholender Zufallsbefund war. Wir erweiterten daher die Versuchsreihe der Patienten August Th. (Gruppe A./1), Hans Kraut. (Gruppe A./2), Josef Mi. (Gruppe B, Myopie), Wilhelm Rö. (Gruppe B, Netzhautablösung, jetzt Untersuchung des nichterkrankten Auges) und Reinhold Per. (Gruppe B, cystoide Areale), indem wir nach Abschluß der Übungsversuche je eine Untersuchung bei mittelweiter (1/2 Stunde nach Mydrial-Augentropfen) und bei maximal erweiterter (2mal täglich Scopolamin, 3 Tage lang) Pupille anschlossen. Die Darstellung des Kurvenverlaufes bei dem Patienten Reinhold Per. mag als Beispiel für alle dienen, da sich bei der Auswertung höchstens geringe quantitative, aber keine qualitativen Unterschiede ergaben: (S. Abb. 39.)

a) Die Reizschwelle lag im Mittelstreckenbereich am niedrigsten bei vollständig erhaltener Abblendungsmöglichkeit durch medikamentös unbeeinflußte Pupille.

b) Die Reizschwelle war bei erweiterter Pupille im Mittelstreckenbereich bei allen 5 Patienten deutlich gehoben und zwar umso mehr, je kompletter die Lähmung des Pupillenverengerers war.

c) Sofortadaptation und Endschwellenniveau stimmten bei enger und erweiterter Pupille überein.

Das für uns gültige Resumée dieser unseren eigentlichen Untersuchungen parallel laufenden Versuchsreihe war: es gibt den Kurvenverlauf abändernde äußere Anlässe, besonders in der Phase der Helladaptation, die bei der Vornahme, Registrierung, Auswertung, Beurteilung und dem Vergleich von adaptometrischen Untersuchungen berücksichtigt werden müssen,

Geh. (Gruppe B, Myopie) bereit. Das Ergebnis der Untersuchungen war, was den objektiven Nachweis einer Leistungssteigerung anbelangt, eindeutig negativ. (Als Beispiel für alle s. Abb. 40.)

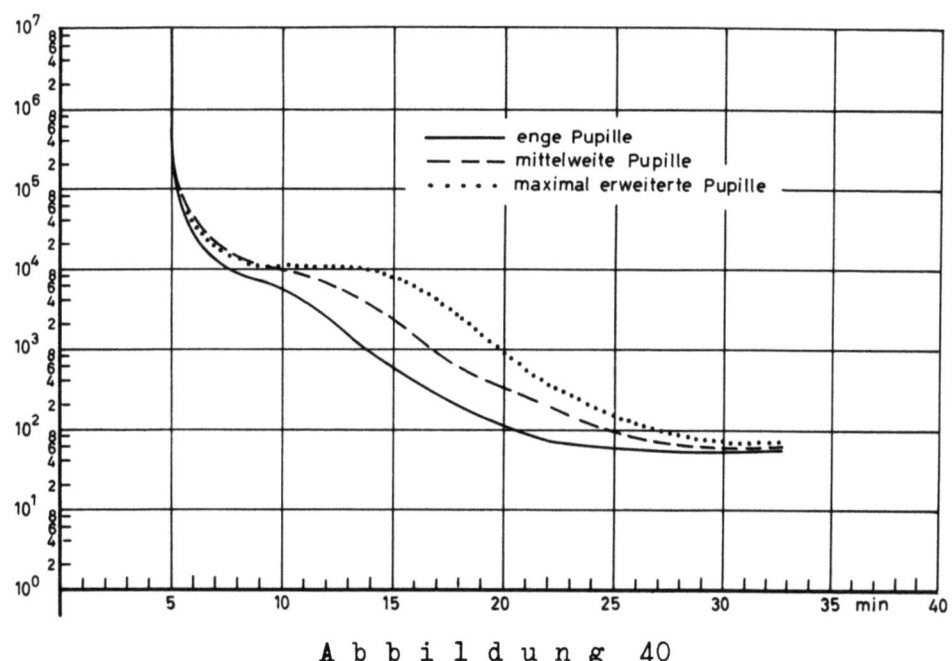

Abbildung 40
Zwei Übungskurven und Kurve der Patientin Margarete Geh.
1 Stunde nach zwei Tassen Kaffee

Subjektiv kam es zu einem vorübergehenden Gefühl der Frische mit erhöhter Leistungswilligkeit, müheloserer Herstellung von gedanklichen Assoziationen und Zunahme der Merkfähigkeit, so daß bei erhöhter Arbeitsbereitschaft das Gefühl der Leistungssteigerung entstand. Natürlich konnte, jetzt auf die Tätigkeit des Nachtsehens bezogen, auch bei aller Aufgeschlossenheit und Willigkeit, ein Lichtreiz erst dann wahrgenommen werden, wenn seine Intensität die Reizschwelle der perzipierenden Strukturen überschritt; es sei denn, die zugeführte Substanz hätte lokal zu einer Sensibilisierung oder Anreicherung bestimmter lichtempfindlicher Stoffe geführt, was für das zentral erregende Stimulans Coffein sicherlich nicht in Anspruch zu nehmen ist.

Bei der Durchführung experimenteller Untersuchungen tauchen selbstverständlich immer wieder irgendwelche Spezialfragen von manchmal belangloser, manchmal für die Endlösung richtungsgebender Art auf, die im Rahmen einer zur Aufgabe gestellten Arbeit nicht alle abgehandelt werden können. So wollen auch wir die Abfassung der Experimente abge-

indem sie entweder als genormte Größen jedem Einzelversuch einer Versuchsreihe zugrundegelegt oder als nur versehentlich auftretende Fehlerquelle von vornherein ausgeschaltet werden.

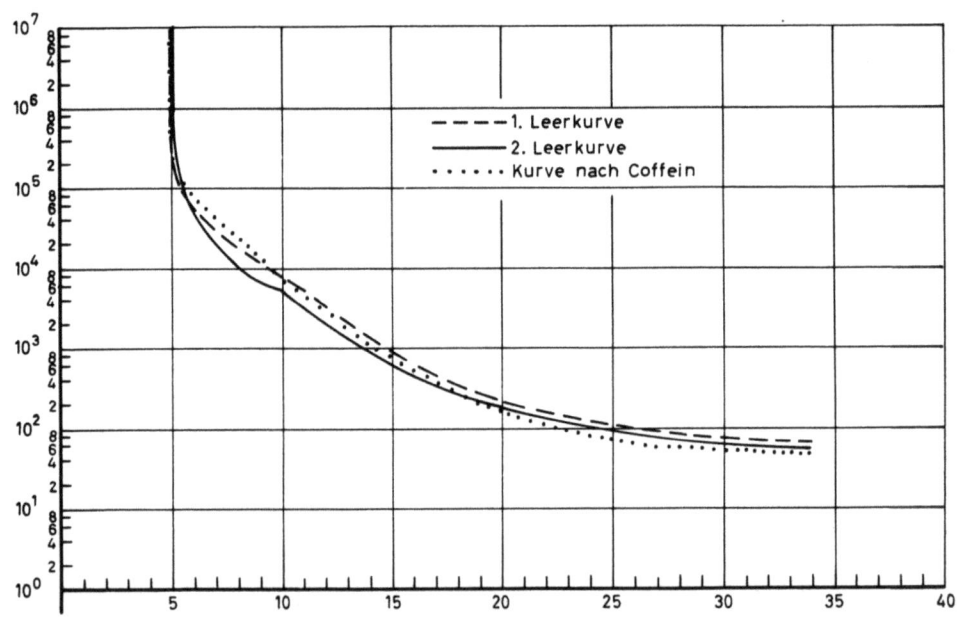

Abbildung 39

Drei Leerkurven des Patienten Reinhold Per.

——— bei enger Pupille
— — — bei mittelweiter Pupille
········ bei maximal erweiterter Pupille

2. Die stimulierende Wirkung des Coffeins

Zu Beginn unserer Aufgabenstellung, die thematisch die mögliche medikamentöse Verbesserung des nächtlichen Sehens beinhaltet, wollten wir, noch unvoreingenommen, versuchen, die Herkunft eines eventuell vorhandenen verbessernden Einflusses von einer der Fraktionen des uns zur Verfügung stehenden Präparates abzuleiten. Dabei schien uns auf Grund der flüchtigen Wirkungsdauer das Coffein hinsichtlich der Einfügung in unsere Versuchsanordnung als die geeigneteste der vier Substanzen. Wir wählten als Applikationsform den Aufguß eines im Handel befindlichen Kaffee-Extraktes, von dem 1 Stunde vor der adaptometrischen Untersuchung eine etwa 0,2 g reinen Coffeins entsprechende Menge zur Anwendung kam. Selbstverständlich wurden Überschneidungen mit der üblichen Medikation vermieden. Zu einer Erweiterung der Versuchsreihe auf die oben beschriebene Art fanden sich die Patienten Klaus Eng. und Helmut Scha. (Gruppe A./1), Ewald Boo. und Walter Zen. (Gruppe A./2) und Margarete

schlossen und manches im Thema nur andeutungsweise behandelte Problem
späteren Untersuchungen vorbehalten sein lassen.

VI. Besprechung der Untersuchungsergebnisse

Unsere Untersuchungen galten der Beantwortung eines Fragenkomplexes,
der die medikamentöse Verbesserung des nächtlichen Sehens zum Inhalt
hat. Eingeengt wurde die Fragestellung einmal vom Medikament her, dessen
Gruppenzugehörigkeit zu den Carotinen und Carotinoiden bevorzugt
die Besprechung der lokalen Beeinflussungsmöglichkeiten an der Sehsubstanz
selbst mit sich brachte, zum andern von Seiten der Versuchsperson,
bei deren Auswahl sorgfältig das Vorliegen einer A-Hypovitaminose ausgeschlossen
wurde, so daß der medikamentöse Einfluß bei der Gruppe der
Mangelhemeralopien vernachlässigt werden konnte. Eine Erweiterung erfuhr
sie durch unser bevorzugtes Interesse an der möglichen medikamentösen
Hebung auch von _physiologischen_ Anpassungsvorgängen und deren
fraglicher kurzfristigen Auslösung gerade in der Bedarfssituation.

Wenn wir noch einmal rekapitulieren und von zahlreichen bezüglich des
Angriffspunktes anders ausgerichteten Versuchen der medikamentösen Einflußnahme
auf das Dämmerungssehen absehen, so lag den meisten Untersuchungen
die hypothetische Vorstellung von v. STUDNITZ zugrunde, durch
Gaben von Vitamin A oder seiner Vorstufen und seiner Anreicherung in der
Netzhaut lokal den Ablauf des photochemischen Prozesses entweder zu
beschleunigen oder in seiner Gesamtauswirkung auszudehnen. Wir wiesen
auf technische Mängel der zur Verfügung stehenden älteren Adaptometer
und die Fehlermöglichkeiten bei ihrer Bedienung hin; wir ließen nicht
unerwähnt die subjektive Fehlerbreite sowie die Wichtigkeit der Beachtung
von Standardisierungs- und Normungsrichtlinien, welche die objektive
Adaptometrie zu einer exakten wissenschaftlichen Untersuchungsmethode
erheben.

Bei den von uns durchgeführten adaptometrischen Untersuchungen an der
gesunden Netzhaut von 23 und der pathologisch veränderten von 21 Versuchspersonen
verzichteten wir auf Grund der unter 100 liegenden Patientenzahl
auf eine statistische Zusammenstellung der Ergebnisse zugunsten
der Einzelauswertung, obwohl die Anzahl der Einzeluntersuchungen
sich einschließlich aller Übungsversuche auf mehr als 300 beläuft.

Dem besonders von van BEUNINGEN be_ der Registrierung von Adaptationsabläufen so große Bedeutung zugemessenen Übungsfaktor konnte nach unseren Erfahrungen nicht die bedeutsame Rolle zugesprochen werden, die ihm nach Hinweisen aus der Literatur zukommt. Wohl sahen wir bei der Gruppe der degenerativen Netzhauterkrankungen bei einigen labilen Patienten eine deutliche Zunahme der Entscheidungssicherheit nach mehrfach ausgeführten Übungsversuchen, nicht aber innerhalb der gesunden Vergleichsgruppen und bei entscheidungssicheren Menschen. Die exakte Einhaltung der Adaptationsvorschriften bezüglich der Ausbleichungsbedingungen der Netzhaut in der Phase der Helladaptation erwies sich dagegen als unbedingt notwendig, wie uns die Hebung der Reizschwelle durch vermehrten Lichteinfall bei medikamentös erweiterter Pupille zeigte. Einen Einfluß der Medikation auf den physiologisch genormten Kurvenablauf sahen wir - gleichermaßen für den Sofort-, Zweit- und Spätversuch gültig - in keiner Phase der Adaptation, auch nicht bei der gefundenen altersbedingten Herabsetzung der Anpassungsvorgänge und nach Erhöhung der Dosierung. Eine Senkung der Reizschwelle nach stattgefundener Medikation bei drei Patienten mit pathologisch verändertem Sehvermögen möchten wir nicht als verbessernden Einfluß des Medikamentes werten, sondern im Falle der Patientin Jeanne Sla. als Ausdruck der Unsicherheit, bei dem Patienten Hermann Her. als versehentlich unterlaufene Ungenauigkeit bei der Helladaptation durch Ausfall einer Glühbirne und im Falle des Patienten Hans Het. als Selbstheilungstendenz der sich wiederanlegenden Netzhaut. Bei allen übrigen Patienten mit pathologisch herabgesetztem Nachtsehvermögen waren die Anpassungsvorgänge durch Medikation sicher nicht zu bessern oder gar zu normalisieren. Die subjektiv empfundene Leistungssteigerung mancher Patienten versuchten wir als Auswirkung der coffeinhaltigen Komponente zu deuten, was uns besonders nach Durchführung einiger fraktionierter Untersuchungen mit Coffein als die den Tatsachen am nächsten kommende Erklärung zu sein schien.

Nun abschließend zu sagen, daß es eine medikamentöse oder andersgeartete Verbesserung der Adaptationsvorgänge überhaupt nicht gäbe, steht uns nach Durchführung unserer adaptometrischen Untersuchungen mit der Darreichung einer Substanz aus nur einer Wirkungsgruppe natürlich nicht zu. Ein Vergleich mit den v. STUDNITZschen Untersuchungsergebnissen läßt sich schon auf Grund der bedeutend niedriger gewählten Dosierung und der anders beschaffenen Applikationsform des Medikamentes nicht durchführen. Wir glauben aber, nach eingehender Bemühung um die Methodik der Adaptometrie in früherer und jetziger Zeit und nach der Aneignung zahlreicher Kenntnisse auf dem Gebiet der medikamentösen Beeinflussung von Anpassungsvorgängen in der Netzhaut, sagen zu können, daß manche positive Auswertung früherer Untersuchungsergebnisse auf Grund der z.Z. der Ausführung der Versuche noch nicht ausschließbaren Fehlermöglichkeiten zustande kam und heute nach Verbesserung der Untersuchungstechnik einer Revision bedarf.

VII. Zusammenfassung

1. Mit der Frage der medikamentösen Verbesserung des nächtlichen Sehens wurden 23 Personen mit normalem und 21 Personen mit pathologisch verändertem Sehvermögen adaptometrisch untersucht.

2. Die Gruppe der ophthalmologisch gesunden Versuchspersonen wurde nach den Altersklassen zwischen 18 bis 40 und 40 bis 60 Jahren unterteilt und im Hinblick auf die Möglichkeit einer Steigerung der physiologischen bzw. physiologisch herabgesetzten (Altersabhängigkeit) Anpassungsvorgänge über die Norm einer adaptometrischen Untersuchung unterzogen.

3. Die Untersuchung der Versuchspersonen mit pathologisch verändertem Sehvermögen galt der Beantwortung der Frage, ob das pathologisch herabgesetzte Nachtsehen medikamentös zu bessern oder zu normalisieren sei.

4. Bei der Auswahl der Patienten wurde darauf geachtet, daß keine den Vitamin- A- Haushalt beeinflussende Allgemeinerkrankung vorlag.

5. Die Untersuchungen wurden mit dem GOLDMANN-WEEKERS-Adaptometer bei einer Leuchtdichte von 3000 lux in der Phase der 5 Minuten langen Helladaptation und bei einer Ausgangshelligkeit der Reizfläche von 6 lux bei Beginn der Dunkeladaptation vorgenommen.

6. Registriert wurden in halblogarithmischer Form die Reizschwellenkurven. Als Kriterium der Nachtsehleistung diente die Unterscheidungsempfindlichkeit für eine Streifenfigur mit 100 %igem Kontrast.

7. Der Registrierung der Adaptationsvorgänge nach Medikation gingen

mindestens 2 Übungsversuche voraus.

8. Die Medikation erfolgte bei gewöhnlichem Ablauf der Versuchsreihe mit 1 x 1 Dragée Vidonoct am ersten, 3 x 1 Dragée am zweiten und weiterhin 1 x 1 Dragée täglich bis zum 10. bis 18. Versuchstag. Abweichungen und Überdosierungen kamen vor. Die adaptometrische Untersuchung wurde 3/4 bis 1 Stunde nach Einnahme durchgeführt.

9. Anhangsweise wurde der Einfluß der Pupillenweite sowie die stimulierende Wirkung des Coffeins überprüft.

10. Die Untersuchungen verliefen eindeutig negativ bei den Versuchspersonen mit normalem Sehvermögen und waren fraglich positiv in drei Fällen von pathologisch verändertem Sehvermögen.

Dr. med. Ursula Dix

Literaturverzeichnis

ADLER, F.H. — Physiology of the Eye.
St. Louis, Mosby, 1959

AUBERT, H. — Physiologie der Netzhaut.
Breslau, Morgenstern, 1865

BERGES, D. — Der Einfluß von Vitamin A und Helenien auf das ERG im Verlauf der Dunkeladaptation.
Pflügers Arch. Physiol. 268, 48 - 49, (1958)

BEST, F. — Über die Dunkeladaptation der Netzhaut.
Graefes Arch. Ophth. 76, 146, (1910)

BEUNINGEN van, E.G.A. — Vergleichende Untersuchungen über Dunkelsehen.
Klin. Mbl. Augenhk. 111, 34 - 41, (1945/46)

BEUNINGEN van, E.G.A. — Die Änderung von Sinnesleistungen durch Übung in ihrer Bedeutung für klinisch-ophthalmologische Untersuchungen.
Graefes Arch. Ophth. 149, 460 - 489, (1949)

BEUNINGEN van, E.G.A. — Die experimentellen und statistisch-biologischen Untersuchungsbedingungen zur Messung der Leistungssteigerung bei Dunkeladaptation.
Graefes Arch. Ophth. 149, 490 - 502, (1949)

BUNGE, E. — Verlauf der Dunkeladaptation bei Sauerstoffmangel.
Arch. Augenhk. 110, 189, (1937)

COLOMBO, J. — Experimenteller Beitrag zum Problem des Dämmerungssehens und der Blendung im motorisierten Straßenverkehr.
Diss. Zürich, 1955

COMBERG, W. — Untersuchungsmethoden - Lichtsinn, in: Der Augenarzt, Bd. II, hrsg. von K. Velhagen, Stuttgart, Thieme, 1959

COMBERG, W.   Feststellung, ob eine angegebene Adaptationsstörung tatsächlich besteht.
Klin. Mbl. Augenhk. 104, 447, (1939)

COMBERG, W.   Die Lichtsinnuntersuchung für den Praktiker mit einfachen Hilfsmitteln, ohne Adaptometer.
Klin. Mbl. Augenhk. 104, 502 - 514, (1940)

COMBERG, W.   Das Sehen bei herabgesetzter Beleuchtung.
Ber. Dtsch. Ophthalm. Ges. 53, 6, (1940)

COMBERG, W.   Bemerkungen über Blendungsstörungen des Autofahrers.
Klin. Mbl. Augenhk. 106, 480, (1941)

CÜPPERS, C. und E. WAGNER   Zur pharmakologischen Beeinflussung der Netzhautfunktion. I. Teil: Die Dunkeladaptation des Normalen.
Klin. Mbl. Augenhk. 117, 59 - 69 (1950)

CÜPPERS, C. und E. WAGNER   Zur pharmakologischen Beeinflussung der Netzhautfunktion. II. Teil: Die Beeinflussung der normalen Zapfenfunktion. Zur Therapie der gestörten Dunkeladaptation.
Klin. Mbl. Augenhk. 118, 288 - 308, (1951)

DÉJEAN, Ch.   Etude sur le métabolisme de la vitamine A dans l'élaboration de la sensation visuelle. Ses incidences pathogénique et thérapeutique.
Montpellier méd., Sér. 3, 101, 693 - 696, (1958)

DIETERLÉ, P. und E. GORDON   Standard Curve and the Physiological Limits of Dark Adaptation by means of the Goldmann-Weekers-Adaptometer.
Brit. J. Ophthal. 40, 652 - 655, (1956)

DRIGALSKI v., W.   Experimenteller Vitamin- A- Mangel am Menschen.

	Z. Vitaminforschg. <u>9</u>, 325 - 330, (1939)
ECKEL, K.	Vergleichende Untersuchungen über praktisches Nachtsehen und Adaptation an verschiedenen Meßgeräten. Ophthal-mologica (Basel) <u>122</u>, 154 - 165, (1951)
FANKHAUSER, F. und Th. SCHMIDT	Die Untersuchung der Funktionen des dunkeladaptierten Auges mit dem Adaptometer nach Goldmann-Weekers. Ophthalmologica (Basel) <u>133</u>, 264 - 272, (1957)
GLEES, M.	Ein einfaches Adaptometer. Klin. Mbl. Augenhk. <u>103</u>, 226 - 230, (1939)
GLEES, M.	Normale und gestörte Dunkeladaptation. Graefes Arch. Ophth. <u>145</u>, 465 - 488, (1943)
GOLDMANN, H.	Un nouvel Adaptomètre automatique. Bull. Soc. franc. Ophthal. <u>63</u>, 4 (1950)
GOLDSMITH, Th.	The visual System of the Honeybee, zit. n. Remky, E., Zbl. ges. Ophth. <u>75</u>, 140, (1958/59)
HAMBURGER, F.A.	Das Sehen in der Dämmerung. Physiologie und Klinik. Wien, Springer, 1949
HAYANO, S. und Y. KOIDE	Mechanism of Adaptinol for Regeneration of Rhodopsin, zit. n. Hamburger, Zbl. ges. Ophth. <u>75</u>, 32 - 33, (1958/59)
HEINE, L. und W. COMBERG	Der Lichtsinn und seine Prüfung, in: Lehrbuch und Atlas der Augenheilkunde, hrsg. von Th. Axenfeld, Jena, Fischer, 1958
HEINRICHSDORFF, P.	Die Störungen der Adaptation und des Gesichtsfeldes bei Hemeralopie. Graefes Arch. Ophth. <u>60</u>, 405, (1905)
HEINSIUS, E.	Untersuchungen der Dämmerungssehleistung.

HEINSIUS, E.	Klin. Mbl. Augenhk. 106, 443, (1941) Über die Vergleichbarkeit von Prüfungsergebnissen der Dunkeladaptation und des Dämmerungssehens.
HELMS, A. und R. PREHN	Klin. Mbl. Augenhk. 109, 204, (1943) Empfindlichkeitsänderungen des dunkeladaptierten menschlichen Auges bei monokularer Adaptation in Abhängigkeit vom Helladaptationsniveau. Graefes Arch. Ophth. 160, 285 - 289, (1958)
HOFE, vom	Weitere Beobachtungen zur Frage der Hemeralopie. Zbl. ges. Ophth. 45, 611, (1940)
HOFE, vom und M. GLEES	Die Beurteilung der Hemeralopie bei Kriegsteilnehmern. Klin. Mbl. Augenhk. 104, 369, (1939)
HUBBARD, R.	The thermal Stability of Rhodopsin and Opsin. J. gen. Physiol. 42, 259 - 280, (1958)
HUBBARD, R., George und C. ROBERT	The Rhodopsin System of the Squid. J. gen. Physiol. 41, 501 - 528, (1928)
HUBBARD, R. und A. KROPF	The Action of Ligth on Rhodopsin. Proc. Nat. Acad. Sci. U.S.A. 44, 130 - 139, (1958)
JONKERS, G.H. und J. JONGBLOOD	A new Adaptometer. Ophthalmologica (Basel) 136, 407 - 413, (1958)
JUNGMANN, H.	Über die Wirkung des Laktoflavins und organspezifischer Lipoide auf die Dunkeladaptation. Klin. Mbl. Augenhk. 111, 210 - 219, (1945/46)
KATZ, J.	Monokulare Adaptation. Klin. Mbl. Augenhk. 111, 152, (1945/46)
KATZ, J.	Zur Frage der Dämmerungs- und Nachtmyopie. Klin. Mbl. Augenhk. 111, 219, (1945/46)

KENTGENS, S.K. — Ein neues Adaptometer zum klinischen Gebrauch.
Arch. Augenhk. 110, 492, (1937)

KLAES, H. und H. RIEGEL — Die Beeinflussung der Dunkelanpassung des menschlichen Auges durch Adaptinol.
Med. Mschr. 5, 334 - 337, (1951)

KLAES, H. und R. RIEGEL — Die Beeinflussung des Dunkelsehens durch parenterale Carotingaben.
Ärztl. Forschg. 5. Jahrgang, I, 297 - 300, (1951)

KYRIELEIS, W. — Läßt sich das Vorliegen von Nachtblindheit im Zweifelsfalle mit Sicherheit beweisen?
Klin. Mbl. Augenhk. 104, 663, (1939)

LAUE, H. — Untersuchungen mit dem Adaptometer von Goldmann-Weekers.
Klin. Mbl. Augenhk. 129, 713, (1956)

LAUE, H. — Normalkurven der Lichtsinnprüfung unter verschiedenen Prüfbedingungen bei der Untersuchung mit dem Goldmann-Weekers-Adaptometer.
Ophthalmologica (Basel) 136, 204 - 216, (1958)

LISCH, K. und J. SCHMID — Läßt sich die Dunkeladaptation medikamentös beeinflussen?
Ber. Dtsch. Ophthalm. Ges. 61, 282 - 286, (1958)

LOEVENICH, H.K. — Sehphysiologische Untersuchungen an menschlichen Netzhäuten. 2. Die Vorstufen der Farbsubstanzen.
Klin. Mbl. Augenhk. 110, 620 - 622, (1944)

LOEVENICH, H.K. und G. v. STUDNITZ — Sehphysiologische Studien an menschlichen Netzhäuten. 3. Zur Spektralabsorption des Sehpurpurs.
Klin. Mbl. Augenhk. 110, 622 - 624, (1944)

MEESMANN, A. — Über ein Projektionsadaptometer zur subjektiven und objektiven Adaptometrie.

	Klin. Mbl. Augenhk. 110, 446 - 459, (1944)
MONJÉ, M.	Der Lichtsinn - Physiologie des Auges, in: Der Augenarzt, Bd. I, hrsg. von K. Velhagen, Stuttgart, Thieme, 1958
MONJÉ, M.	Über den Einfluß des Heleniens auf die Dunkelanpassung von Menschen mit normalem Sehvermögen. Graefes Arch. Ophth. 148, 679 - 705, (1948)
MÜLLER, H., H.J. SCHULTZ und J. LAUTSCH	Die Standardisierung der Dunkeladaptationsprüfung. Klin. Mbl. Augenhk. 104, 649, (1939)
NIEDERMEIER, S.	Zur Nachtblindheit bei Rußlandheimkehrern. Klin. Mbl. Augenhk. 116, 416 - 417, (1950)
NIEDERMEIER, S.	Zur Frage der medikamentösen Beeinflussung der Dunkelanpassung in der Praxis. Medizinische, Stuttgart, Sept. 1952, Nr. 37.
NIEDERMEIER, S.	Prüfung des nächtlichen Sehens mittels Radium- Adaptometers. Klin. Mbl. Augenhk. 123, 230 - 231, (1953)
NOWAK, E.	Neue Wege und Ziele in der Untersuchung des Sehens bei Nacht. Graefes Arch. Ophth. 145, 46, (1943)
OHM, J.	Adaptationsprüfung mittels des optokinetischen Nystagmus bei Augenzittern der Bergleute. Graefes Arch. Ophth. 145, 32, (1943)
PFEIFFER, H.	Versuche über die Wirkung des Heleniens auf die normale und herabgesetzte Dunkeladaptation. Graefes Arch. Ophth. 159, 311- 322, (1957/58)

RIEKEN, H.   Ein Verfahren zur objektiven Prüfung des Dämmerungssehens.
Graefes Arch. Ophth. 145, 1, (1943)

ROSE, H.W. und I. SCHMIDT   Beeinflussung der Dunkeladaptation.
Klin. Wschr. 1947, 278 - 283

RUSHTON, W.A.H.   Blue Light and the Regeneration of human Rhodopsin in Situ.
J. gen. Physiol. 41, 419 - 428, (1957)

SCHOBER, H.   Ein neues Adaptometer.
Klin. Mbl. Augenhk. 117, 51 - 58, (1950)

STUDNITZ v., G.   Die Ölkugeln der Zapfen und des Pigmentepithels und die Regeneration von Zapfensubstanz und Sehpurpur.
Pflügers Arch. Physiol. 243, 181 - 205, (1940)

STUDNITZ v., G.   Sehphysiologische Untersuchungen an menschlichen Netzhäuten. 1. Die Farbsubstanzen.
Klin. Mbl. Augenhk. 110, 617 - 620, (1940)

STUDNITZ v., G.   Über die Beeinflussung der menschlichen Dunkeladaptation durch Vitamine.
Klin. Mbl. Augenhk. 111, 154, (1945/46)

STUDNITZ v., G.   Über Hebung der menschlichen Dunkeladaptation durch Carotinoide.
Klin. Mbl. Augenhk. 111, 193, (1945/46).

STUDNITZ v., G.   Sehvorgang und Sehstoffe.
Klin. Mbl. Augenhk. 118, 2 - 15, (1951)

TRENDELENBURG, W. und K. DRESCHER   Eine Lichtfläche zur Normierung der Helladaptation.
Klin. Mbl. Augenhk. 76, 776, (1926)

WOLFFBERG, L.   Über die Prüfung des Lichtsinnes.
Graefes Arch. Ophth. 31, 1 - 78, (1885)

WÖLLFLIN, E.   Über die Beeinflussung der Dunkeladaptation durch künstliche Mittel.
Graefes Arch. Ophth. 65, 302 - 319, (1907)

WÖLLFLIN, E.	Über Dunkeladaptation von fovealen und parafovealen Netzhautpartien. Graefes Arch. Ophth. 76, 464 - 477, (1910)
WÖLLFLIN, E.	Über eine den alten Ägyptern schon bekannte Augenkrankheit. Klin. Mbl. Augenhk. 76, 871 - 872, (1926)
WÖLLFLIN, E.	Über die Entwicklung des Auges angefangen von den Protozoen bis hinauf zum Menschen. Klin. Mbl. Augenhk. 111, 129, (1945/46)
WÜSTENBERG, W.	Beeinflußt Adaptinol wirklich die normale Dunkeladaptation? Klin. Mbl. Augenhk. 119, 524 - 526, (1951)

FORSCHUNGSBERICHTE
DES LANDES NORDRHEIN-WESTFALEN

Herausgegeben
im Auftrage des Ministerpräsidenten Dr. Franz Meyers
von Staatssekretär Professor Dr. h. c., Dr. E. h. Leo Brandt

MEDIZIN - PHARMAKOLOGIE

HEFT 84
Dr. H. Baron, Düsseldorf
Über Standardisierung von Wundtextilien
1954, 32 Seiten, DM 6,40

HEFT 94
Prof. Dr. G. Winter, Bonn
Die Heilpflanzen des MATTHIOLUS (1611) gegen Infektionen der Harnwege und Verunreinigung der Wunden bzw. zur Förderung der Wundheilung im Lichte der Antibiotikaforschung
1954, 58 Seiten, 1 Abb., 2 Tabellen, DM 11,50

HEFT 95
Prof. Dr. G. Winter, Bonn
Untersuchungen über die flüchtigen Antibiotika aus der Kapuziner- (Tropaeolum maius) und Gartenkresse (Lepidium sativum) und ihr Verhalten im menschlichen Körper bei Aufnahme von Kapuziner- bzw. Gartenkressensalat per os
1955, 74 Seiten, 9 Abb., 25 Tabellen, DM 14,—

HEFT 146
Dr.-Ing. F. Gruß, Düsseldorf
Sterilisation mit Heißluft
1955, 34 Seiten, 10 Abb., DM 7,70

HEFT 221
Dr. W. Meyer-Eppler, Bonn
Experimentelle Untersuchungen zum Mechanismus von Stimme und Gehör in der lautsprachlichen Kommunikation
1955, 56 Seiten, 24 Abb., DM 13,45

HEFT 237
Dr. P. Endler und Dr. H. Ludes, Köln
Bericht über eine Studienreise zur Orientierung der heutigen Behandlung der Lungentuberkulose in den Vereinigten Staaten von Nordamerika
1956, 32 Seiten, DM 7,10

HEFT 257
Prof. Dr. G. Lehmann und Dr. J. Tamm, Dortmund
Die Beeinflussung vegetativer Funktionen des Menschen durch Geräusche
1956, 38 Seiten, 25 Abb., 3 Tabellen, DM 11,20

HEFT 258
Dr. H. Paul, Linz (Rhein), und Prof. Dr. O. Graf, Dortmund
Zur Frage der Unfälle im Bergbau
1956, 52 Seiten, 9 Abb., 22 Tabellen, DM 11,20

HEFT 300
Prof. Dr. E. Schütz und Priv.-Doz. Dr. H. Caspers, Münster
Tierexperimentelle Untersuchungen über die Alkoholwirkungen auf Erregbarkeit und bioelektrische Spontanaktivität der Hirnrinde
1956, 44 Seiten, 6 Abb., 1 Tabelle, DM 9,55

HEFT 306
Prof. Dr. B. Rensch, Münster
Elektrophysiologische Untersuchungen zur Analysierung der Bildung von Assoziationen und Gedächtnisspuren in Gehirn und Rückenmark
Prof. Dr. A. Loeser, Münster
Akute und chronische Giftwirkungen sauerstoffhaltiger Lösungsmittel
1956, 36 Seiten, 9 Abb., DM 8,90

HEFT 325
Prof. Dr. E. Schratz, Münster
Pharmakognostische Untersuchungen am Medizinal-Rhabarber
1957, 62 Seiten, 29 Abb., 3 Tabellen, DM 17,90

HEFT 347
Prof. Dr. med. S. Ruff, Dr. med. F. Kipp, Dr. med. H. Hansteen und Dipl.-Phys. G. Müller, Bonn
Untersuchungen zur Frage der Gehörschädigung des fliegenden Personals der Propellerflugzeuge
1957, 50 Seiten, 27 Abb., 3 Tabellen, DM 11,10

HEFT 359
Dr.-Ing. F. J. Meister, Düsseldorf
Veränderung der Hörschärfe, Lautheitsempfindung und Sprachaufnahme während des Arbeitsprozesses bei Lärmarbeiten
1957, 84 Seiten, 11 Abb., 40 Audiogramme, 41 Tabellen, DM 19,90

HEFT 387
Prof. Dr. med. W. Kikuth und Doz. Dr. med. L. Grün, Düsseldorf
Die Verhütung von Infektion durch Desinfektion des Raumes und der Raumluft
1957, 96 Seiten, 14 Abb., 20 Tabellen, DM 22,50

HEFT 394
Priv.-Doz. Dr. med. W. Koch, Münster
Die Ablagerung radioaktiver Substanzen im Knochen
1958, 264 Seiten, 147 Abb., DM 51,—

HEFT 414
Dr. med. H. K. Parchwitz und Dr. med C. Winkler, Bonn
Speicherung organischer Farbstoffe und künstlich radioaktiver Substanzen in Geschwülsten
1958, 46 Seiten, 14 Abb., DM 13,35

HEFT 416
Oberreg.-Gewerberat Dipl.-Ing. G. Steinicke, Hamburg
Die Wirkung von Lärm auf den Schlaf des Menschen
1957, 46 Seiten, 14 Abb., 8 Tabellen, DM 11,60

HEFT 446
Dr. med. G. Schäfer, Bonn
Glutationsstoffwechsel und Sauerstoffmangel
1957, 28 Seiten, 5 Tabellen, DM 6,40

HEFT 448
Dr. med. C. Winkler, Bonn
Ein Koinzidenz-Szintillometer zum Zwecke der Schilddrüsenfunktionsdiagnostik und der Tumordiagnostik
1957, 32 Seiten, 12 Abb., DM 8,35

HEFT 467
Prof. Dr. Dr. h. c. E. Klenk und Dr. phil. H. Faillard, Köln
Neue Erkenntnisse über den Mechanismus der Zellinfektion durch Influenzavirus
Die Bedeutung der Neuraminsäure als Zellreceptor für das Influenzavirus
1957, 52 Seiten, 5 Abb., DM 14,40

HEFT 468
Prof. Dr. med. Dr. med. dent. G. Korkhaus und Dr. med. dent. R. Alfter, Bonn
Die Vakuumwurzelbehandlung
1958, 48 Seiten, 51 Abb., DM 16,55

HEFT 486
Doz. Dr. med. E. Lerche und Dr. med. J. Schulze, Aachen
Hörermüdung und Adaptation im Tierexperiment
1958, 44 Seiten, 12 Abb., DM 10,55

HEFT 490
Hauptstelle für Staub- und Silikosebekämpfung des Steinkohlenbergbauvereins, Essen-Rüttenscheid
Zur Staub- und Silikosebekämpfung im Steinkohlenbergbau
1958, 90 Seiten, 47 Abb., 7 Tabellen, DM 26,20

HEFT 497
Oberarzt Dr. med. G. Mussgnug, Bottrop
Die Knochenveränderungen und der Knochenstoffwechsel beim Sudeck-Syndrom
1958, 58 Seiten, 18 Abb., DM 13,85

HEFT 517
Prof. Dr. med. G. Lehman und Dr. med. J. Meyer-Delius, Dortmund
Gefäßreaktionen der Körperperipherie bei Schalleinwirkung
1958, 24 Seiten, 12 Abb., 2 Tabellen, DM 9,15

HEFT 530
Prof. Dr. med. O. Graf, Dortmund
Nervöse Belastung im Betrieb. I. Teil: Nachtarbeit und nervöse Belastung
1958, 52 Seiten, 10 Abb., DM 15,60

HEFT 538
Prof. Dr. K. Hinsberg, Düsseldorf
Reaktion zur Frühdiagnose von Krebserkrankungen
1958, 14 Seiten, 1 Abb., 3 Tabellen, DM 7,—

HEFT 555
Dipl.-Phys. K. Sellier, Bonn
Der Nachweis kleinster CO-Mengen in Körperflüssigkeiten
1958, 22 Seiten, 13 Abb., DM 9,10

HEFT 556
Prof. Dr. A. Gütgemann und Dr. med. G. Karcher, Bonn
Klinische und experimentelle Untersuchungen mit Hilfe einer künstlichen Niere
1958, 14 Seiten, 4 Abb., DM 7,10

HEFT 560
Prof. Dr. med. J. Vonkennel und Dr. G. Froitzheim, Köln
Zur Prüfung silikohaltiger Hautschutzsalben
1958, 22 Seiten, 4 Tabellen, DM 8,95

HEFT 571
Priv.-Doz. Dr. med. W. Klosterkötter, Münster
Zur Wirkung der Kieselsäure bei der Entstehung der Silikose
1958, 152 Seiten, 98 Abb., 7 Tabellen, DM 41,95

HEFT 577
Prof. Dr. med. S. Ruff, Dr. med. K. Krieger, Dr. med. G. Schäfer, Dr. med. W. Hartwich, Bonn, Dr. med. O. Wünsche, Bad Godesberg, Dr. med. H. Braun und Dr. med. H. Hansteen, Bonn
Untersuchungen zur therapeutischen Anwendung des Sauerstoffmangels. 1. Mitteilung
1958, 118 Seiten, 30 Abb., 8 Tabellen, DM 29,10

HEFT 581
Obermedizinalrat a. D. Dr. med. F. Bassermann, Regensburg
Elektronenoptische Untersuchungen an Ultradünnschnitten des Tuberkulose-Erregers sowie der käsigen Gewebsnekrose und zum Problem des Vorkommens einer mycobakteriellen L-Phase
1958, 64 Seiten, 28 Abb., DM 18,90

HEFT 619
Prof. Dr. med. O. Graf, und Dr. med. Dr. phil. J. Rutenfranz, Dortmund
Zur Frage der Belastung von Jugendlichen
1958, 66 Seiten, 18 Abb., 12 Tabellen, DM 16,50

HEFT 626
Deutsches Krankenhaus-Institut e. V., Düsseldorf
Arbeitsabläufe auf Krankenstationen
1959, 264 Seiten, 59 Abb., 24 Tabellen, DM 55,—

HEFT 635
Dr.-Ing. D. Dieckmann, Dortmund
Die Minderung der Schwingungsbelastung des Menschen in Kraftfahrzeugen
1958, 24 Seiten, 8 Abb., 1 Tabelle, DM 7,90

HEFT 679
Prof. Dr. med. V. Hoffmann und Gernot Büttner, Köln
Die Verletzung von Autoinsassen. Ihre Entstehung und Verhütung
I. und II. Teil
1959, 394 Seiten, 180 Abb., 59 Tabellen, DM 66,—

HEFT 736
Dr. med. W. Teusch, Völklingen (Saar)
Behebung der Störungen vitaler Lebensvorgänge und ihrer Folgestörungen
1959, 30 Seiten, DM 8,50

HEFT 855
Priv.-Doz. Dr. J. Gleiss, Düsseldorf
Soziologische Untersuchungen über die Säuglingssterblichkeit im Ruhrgebiet
1960, 31 Seiten, 5 Abb., 13 Tabellen, DM 9,90

HEFT 856
Prof. Dr. H. Reploh, Dr. G. Gängel und Dr. A. Nehrkorn, Münster (Westf.)
Untersuchungen über den Einfluß von Abwasser-Organismen auf Krankheitserreger
1960, 26 Seiten, 11 Abb., 11 Tabellen, DM 8,60

HEFT 860
Prof. Dr. Dr.-Ing. W. Dirscherl und Priv.-Doz. Dr. K.-O. Mosebach, Bonn
Untersuchungen über die Wirkungsweise der Steroidhormone und den Umsatz der Organproteine
1960, 20 Seiten, 6 Abb., 3 Tabellen, DM 7,—

HEFT 992
Prof. Dr. Siegfried Niedermeier, Chefarzt der Augenklinik der Städtischen Krankenanstalten, Krefeld
Verfeinerung der Technik der Netzhautoperation
1961, 22 Seiten, 10 Abb., DM 7,90

HEFT 996
Priv.-Doz. Dr. Zindler, Chirurgische Klinik der Medizinischen Akademie, Düsseldorf
Künstliche Hypothermie für Herzoperationen mit Kreislaufunterbrechung I. Teil
1961, 82 Seiten, 17 Abb., 6 Tabellen., DM 24,40

HEFT 1019
Dr. med. habil. Kt. Herzog, Krefeld
Zur Methodik der fortlaufenden, graphischen Registrierung von Bewegungen der Gliedmaßengelenke des Menschen

HEFT 1032
Prof. Dr. med. W. Bolt, Med. Universitätsklinik, Köln-Lindenthal
Lungenangiographie

HEFT 1040
Dr. med. Ursula Dix, Augenklinik der Medizinischen Akademie, Düsseldorf
Zur Frage der medikamentösen Verbesserung des nächtlichen Sehens

HEFT 1049
Prof. Dr. med. Ludwig Grün, Medizinische Akademie, Düsseldorf
Die biochemischen Eigenschaften der Staphylokokken im Hinblick auf die Pathogenitätsbestimmung und Differenzierung der Keime zur Erkennung des Staphylokokken-Hospitalismus.

HEFT 1001
Dipl.-Phys. Dr. rer. nat. Günter Langner, Institut für Elektronenmikroskopie an der Medizinische Akademie Düsseldorf
Die Informationsübertragung bei der Mikroskopie mit Röntgenstrahlen.
1961, 126 Seiten, 7 Abb., DM 37,—

Ein Gesamtverzeichnis der Forschungsberichte, die folgende Gebiete umfassen, kann bei Bedarf vom Verlag angefordert werden:
Acetylen / Schweißtechnik - Arbeitswissenschaft - Bau / Steine / Erden - Bergbau - Biologie - Chemie - Eisenverarbeitende Industrie - Elektrotechnik / Optik - Fahrzeugbau / Gasmotoren - Farbe / Papier / Photographie - Fertigung - Funktechnik / Astronomie - Gaswirtschaft - Hüttenwesen / Werkstoffkunde - Kunststoffe - Luftfahrt / Flugwissenschaften - Maschinenbau - Medizin / Pharmakologie / NE-Metalle - Physik - Schall / Ultraschall - Schiffahrt - Textiltechnik / Faserforschung / Wäschereiforschung - Turbinen - Verkehr - Wirtschaftswissenschaft.

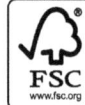

If you have any concerns about our products,
you can contact us on
ProductSafety@springernature.com

In case Publisher is established outside the EU,
the EU authorized representative is:
Springer Nature Customer Service Center GmbH
Europaplatz 3, 69115 Heidelberg, Germany

Printed by Libri Plureos GmbH
in Hamburg, Germany